生 生 文 库

生命 生机 生活

U0381038

别让肠道不开心

联新国际医疗坜新医院　著

海南出版社
·海口·

版权合同登记号：图字：30-2024-048 号

图书在版编目（CIP）数据

别让肠道不开心 / 联新国际医疗坜新医院著 . -- 海口：海南出版社，2024.5

ISBN 978-7-5730-0542-7

Ⅰ.①别… Ⅱ.①联… Ⅲ.①肠 - 保健 - 基本知识 Ⅳ.① R574

中国版本图书馆 CIP 数据核字 (2024) 第 071838 号

别让肠道不开心
BIE RANG CHANGDAO BU KAIXIN

作　　者：联新国际医疗坜新医院
责任编辑：姜　嫚
执行编辑：高婷婷
责任印制：杨　程
印刷装订：北京兰星球彩色印刷有限公司
读者服务：唐雪飞
出版发行：海南出版社
总社地址：海口市金盘开发区建设三横路 2 号
邮　　编：570216
北京地址：北京市朝阳区黄厂路 3 号院 7 号楼 101 室
电　　话：0898-66812392　010-87336670
电子邮箱：hnbook@263.net
经　　销：全国新华书店
版　　次：2024 年 5 月第 1 版
印　　次：2024 年 5 月第 1 次印刷
开　　本：880 mm×1 230 mm　1/32
印　　张：4.25
字　　数：98 千
书　　号：ISBN 978-7-5730-0542-7
定　　价：52.00 元

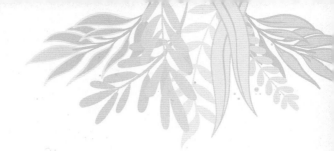

推荐序

🔍 **联新守护　肠保健康**

　　近年来，因为医疗保健的普及，人们的医学常识普遍提高，已明显不再靠偏方治病，这也使得医生在诊疗时不会再像过去那样经常遇到因误用偏方而引起严重并发症的患者。

　　随着大肠癌筛检的大力推广，统计数据显示，台湾地区大肠癌十年来发病率上升了1倍——由2005年的9604人到2015年的19266人，加上公众人物罹患癌症的消息持续曝光，人们对肠道保健的渴求也日趋强烈。

　　本书主要研讨有关下消化道的生理、保健和疾病，针对人们对肠道保健这方面的需求，由点到面，由浅入深，由日常保健到疾病治疗，尽可能地进行全方位的介绍。

　　希望这本书能成为人们学习肠道保健及医学从业人员手边的参考书。

台湾地区大肠直肠外科医学会前理事长

林口长庚纪念医院大肠直肠外科前主任

坜新医院顾问医生　张简俊荣

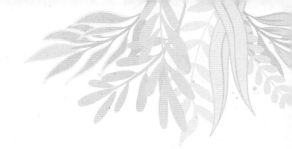

作者序

"病从口入，祸从口出"，这是大家耳熟能详的古老智慧。

古人认为疾病是由吃进去的食物导致的，指的是不正确的饮食实为疾病之源，所以我们必须注意食物的安全卫生。食物从嘴巴吃进去之后经由消化系统处理后营养才能被吸收，因此肠道保健是相当重要的课题。

古时候，影响人体健康的几乎是感染性疾病，比如饮用被污染的水、食用不洁净或腐坏的食物导致的肠胃炎。随着时代进步，现代人可以很放心地食用市场上售卖或餐厅烹饪的食物。食物的卫生问题有了相当大的改善，但是肠道的健康反而面临新的挑战。

近百年来，由于城市化的影响与生活环境的遽变，现代人的饮食习惯已与昔日相去甚远。一般人的日常饮食，几乎都逃不出食材的过度加工及人工添加剂的使用。而农业的发展、农药的使用与农作物改良，也让食材的本质大不相同。现今社会的高度分工，使得绝大部分人的工作都不是从事食物产出的农渔畜牧业，市面上能买得到的食材大都是已经加工过的半成品，消费者对食物的本来面貌其实是无从掌握的。再加上现代人生活压力大，三餐不规律、暴饮暴食等坏习惯，更加重了消化系统的负担。

不良的饮食习惯，不会立即对人体产生影响，因此很容易让人忽视饮食的重要性，也容易使人忽视饮食对消化系统的影响，进而忽视了健康。

"祸从口出"，古人认为灾祸是因为言语不当招来的，因此将这句话作为处世的格言，警告自己要谨言慎行。但在21世纪的今天，个人认为"祸从口出"应该可以有另一个全新的解释。

由于网络及智能手机的兴起，许多似是而非，甚至是完全错误的饮食讯息，经由大众转发而流传，误导了很多人，进而威胁到健康。现代版的"祸从口出"指的应该是随手转发了无法判定真伪的网络流言，虽然转发的确是基于善意，希望给亲朋好友提供参考，但是如果别人看了并非完全正确的观念信以为真，就真的害了他人。

近年来由于大肠癌的发病率逐年上升，肠道的保健日益受到重视。每个人都希望拥有健康的人生，这就要从保健自己的消化系统做起。为了给大家提供正确的保健观念，联新国际医疗集团召集了坜新医院的消化系统专家，共同编写这本书。本书也是市面上少见的由内、外科医生共同编写，且将中、西医观点相结合的肠道健康专书。

希望本书提供的相关知识，能够帮助读者树立正确认知，进而拥有良好的消化机能。

保持身体健康，就从肠道保健开始吧！

癌症医疗中心主任

大肠直肠外科 资深主治医生　陈子安

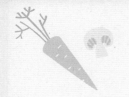

目 录

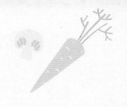

1
CHAPTER

健康从认识大肠的疾病开始

大肠的构造及功能

　　人体的消化道指的是连接口腔和肛门的管道，也就是食物进入人体经过消化最后变成粪便排出体外的这个过程所经过的通道。一位成年男性的消化道大约长 6.5 米。

　　人类的消化系统由上消化道和下消化道组成，上消化道由口腔、咽、食道和胃构成；下消化道则包括肠和肛门。肠是消化系统中，由胃至肛门之间的消化管道，是进行大部分化学性消化过程的场所，可以吸收食物的营养。

　　其中，小肠有环状褶及绒毛，以增加肠道的表面积。小肠前半段称为空肠，可吸收碳水化合物、氨基酸及脂肪酸等；后半段称为回肠，可以吸收维生素 B_{12} 及胆汁酸。

　　一般我们所说的大肠指的是结直肠，但准确来说，大肠是由盲肠、结肠、直肠三个部分组成。从解剖结构上看，由上到下为：食道—胃—小肠—大肠。大肠的长度因人而异，约 90 ～ 150 厘米。

　　实际上，人体大部分的消化过程是在小肠完成的，食物混在消化液之中大约需 48 小时才能被消化，经小肠消化吸收之后的食物残渣基本上是液体，食物残渣在肠道蠕动的推动下被运往大肠。食物残渣从盲肠进入，经过升结肠，再到横结肠、降结肠，紧接着到乙状结肠，最后到直肠，再从肛门排出体外。在这个过程中，大肠可以吸收残渣中的水分与电解质，每天大约可以吸收1500毫升的水分，甚至更多。液体残渣逐渐转化为固体，最后剩余无用的部分形成粪便，暂时储存在直肠中，粪便累积到一定程度时，再借由直肠膨大刺激脑部，让人体借由增加腹压及放松肛门括约肌，最终将粪便排出。

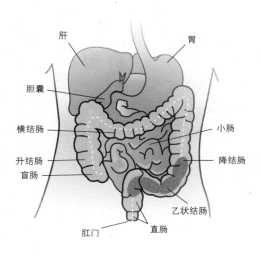

人体的消化系统

题外话

　　猪大肠是一种常见的美味食物，我们经常吃的爆炒肥肠、酥炸肥肠、卤大肠、姜丝炒猪肠，主材料都是猪大肠。猪大肠除了可口之外，还有不错的保健功效，如果吃得对，能为身体带来不少好处。

　　从中医角度来看，猪大肠有润燥、补虚、止渴、止血的功效，古代医家常将其用于治疗痔疮、大便出血或血痢等。如《仁斋直指方》和《奇效良方》中的猪脏丸、《本草蒙筌》中的连壳丸等，皆是用于治疗肛门直肠病变的名方，均用到猪大肠。

　　猪大肠本身无毒，不会对人体造成危害。因此，一般来说大多数人都可以食用。但是，如果有不良商贩使用化学洗剂或工业色素等清洗、加工猪大肠，人们食用后当然有损健康，因此建议大家购买新鲜猪大肠，回家自行清洗、烹调。

　　当然，猪大肠也并非每个人都适宜食用，由于性寒脾虚而导致大便软稀的大肠激躁症患者就不宜食用。另外，猪大肠含有大量胆固醇，因此高血压、高血脂、糖尿病以及心脑血管疾病患者也不宜多吃。动物内脏一般含有较高嘌呤，痛风患者或是尿酸较高的人也要避免食用。

大肠常见疾病

大肠疾病依照病因，大致可分为以下几大类：

1. 功能或结构性疾病

（1）过敏性大肠综合征（亦称肠易激综合征）。

（2）便秘。

（3）缺血性结肠炎。

2. 感染性疾病

（1）大肠憩室炎。

（2）阑尾炎。

3. 发炎性疾病

（1）克罗恩病。

（2）溃疡性结肠炎。

4. 肿瘤性疾病

（1）大肠直肠息肉。

（2）大肠直肠癌。

肠道菌群

大肠内部生活着上千种有益菌群，它们有着不同的功能。

大肠所吸收的部分物质来自大肠内部的菌群。未被消化的多糖类物质（纤维）被大肠内菌群分解为短链脂肪酸，并通过被动运输的方式被吸收，而大肠所分泌的重碳酸盐则帮助中和短链脂肪酸生成过程中产生的多余酸性物质。

大肠内的菌群还会产生大量的维生素，其中以维生素 K 和生物素（B 族维生素成员之一）为主，这些物质也会被吸收进入血液。虽然大肠中产生的这些维生素含量只占人体每日总需求量的很小一部分，但是当通过饮食摄入的维生素不足时，这部分由肠道产生的维生素就变得非常重要。如果一个依赖肠道产生的维生素生存的人同时服用了抗生素，那么就会因为肠道内的菌群无法正常生存而患上维生素缺乏症。

有一些细菌代谢后会产生气体——主要是氮气与二氧化碳的混合物，还包括少量的氢气、甲烷以及硫化氢，这些气体是由未消化的多糖类物质发酵产生的。此时人体会出现"肠胃胀气"或者"屁"。还有一些细菌对于某些组织的形成与成长至关重要，比如盲肠和淋巴系统。

大肠内的菌群还会参与一些交叉反应性抗体的生产，这些抗体由免疫系统产生，用来防止某些病原体入侵。

大肠内最常见的是类杆菌属细菌。最新研究显示，这类细菌也是导致大肠炎和结肠癌的原因之一。此外，双歧杆菌属细菌也很常见，它们通常被认为是"友善的细菌"。

另外，大肠黏膜所分泌的黏液，可以保护大肠免受偏利共生型细菌的攻击。

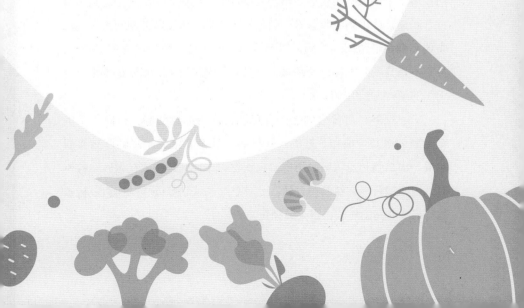

2
CHAPTER

关于大肠的基础知识

大肠的生理结构

大肠位于腹腔内，外观呈现"Ⴖ"形，从和回肠（小肠的后半段称为回肠）交接的回盲瓣，一直到肛门，全长大约 150 厘米。大肠上一节一节的，称为结肠袋。

从结构上，我们可以将大肠分为以下几个区域：

一、盲肠：大肠和小肠的交接处，以回盲瓣将大肠和小肠分开，回盲瓣是个很特殊的构造，属于人体众多括约肌之中的一个。它负责打开肠道，让小肠吸收营养，剩下的残渣进入大肠，并阻止大肠内的粪便和细菌逆流回到小肠，以维持小肠的干净。我们常说的盲肠炎，其实不是盲肠内发炎，而是悬在盲肠外的阑尾发炎。阑尾是富含淋巴组织的结构，长约 8 厘米。

二、结肠：可分为向上的升结肠，横向的横结肠，直向往下的降结肠，以及弯曲如 S 形的乙状结肠。其中升结肠和降结肠有腹膜包覆，横结肠和乙状结肠则是游离状态，这种结构造成在做肠镜检查时，内窥镜可能在结肠内打转，尤其是在乙状结肠处，从而造成检查的疼痛及时间的拉长，甚至肠穿孔。

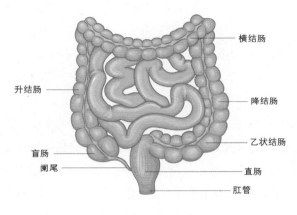

横结肠

升结肠

降结肠

乙状结肠

盲肠

阑尾

直肠

肛管

大肠的结构

三、肛门附近的直肠：直肠为大肠的末段，长约 20 厘米。直肠与小骨盆腔脏器的关系男女不同，男性直肠的前面有膀胱、前列腺和精囊腺；女性直肠前面则有子宫和阴道。因此，临床指诊时，经肛门可触查前列腺和精囊腺，或子宫和阴道。

四、肛管：长 2～3 厘米，包含肛门，相对于回盲瓣，肛门则是另一个特殊的括约肌。人体消化器官只有嘴巴和肛门是可由意识控制的，肛门让我们能在合宜的场所排便。肛门附近的静脉，若是久坐久站造成循环不良，便会鼓胀形成静脉曲张，也就是痔疮。一般以肛门的齿状线为界，以内称为内痔，以外则称外痔。

不像其他的消化道器官，大肠的黏膜虽然也会分泌液体，但分泌量是消化道中最少的，分泌黏液的作用主要是润滑大肠的内容物，使其易于通过结肠，同时这种黏液也完全没有消化酶的存在。若是水分不够，粪便太过于干硬，就会影响排便，所以喝水是改善便秘的方法之一。

大肠在消化吸收方面，最主要的功能就是吸收水分。每天有1000～1500毫升的粪便进入大肠，但最后仅有100～200毫升从肛门排出。

常有患者抱怨："怎么吃那么多但排出的粪便量却那么少？"这是正常的，因为进入大肠的消化残渣九成的水分都会被吸收，实际排出的仅占一成而已。若是便秘严重的人，粪便在大肠内停留时间长，水分被吸收得更多，排出的粪便含水量低，大便量自然就更少。

大肠的黏膜不像小肠，它没有绒毛，表面是平滑的。另外，大肠内含有大量菌群，这些菌群可以帮助发酵一些未被消化的碳水化合物和脂肪酸。此外，细菌死亡后，细胞内的叶酸、维生素B及维生素K，可以被大肠吸收而被身体利用。

肠内菌是21世纪消化医学最重要的课题之一，肠内菌种类虽多，但彼此互相牵制，形成平衡。举例来说，有些使用抗生素的患者会出现腹泻，甚至会出现败血性休克，原因就在于抗生素不分好菌、坏菌，把肠道内敏感的菌都杀了，只剩下对抗生素不敏感的菌。平常对人体没有任何影响的正常菌，这时反而造成肠道发炎，甚至引起全身性的感染。肠内菌也会影响我们的免疫系统，避免免疫反应过激，造成气喘、皮肤过敏或特应性皮炎等病症。

提到大肠，多数人最重视的就是排便功能了。大肠的肌肉分为内侧的环肌及外侧的纵肌，环肌负责收缩肠道，造成挤压；纵肌负责伸缩肠道，将粪便往前推。大肠平常保持轻微的蠕动，但在用餐之后会产生"口肠反射"，也就是食物进入胃部后，会刺激回盲瓣打开，让小肠的食糜进入盲肠，同时也会引发横结肠的强烈蠕动，将粪便推到直肠。

当粪便进入直肠，直肠就会扩张、压力增加，进而刺激压力感受器传递到大脑产生便意，配合横膈及腹肌的收缩和肛门括约肌的扩张，将大便排出。

> 你知道吗？"口肠反射"一天有三至四次，所以有的人每餐吃完都想"跑厕所"，但一天最强的一次在早餐后，所以便秘的人不要浪费了你的早餐，记得吃完早餐到厕所蹲一下。

人体排除废物的方式主要有三种，分别是粪便、小便、汗液。而一般人对于肠道的认知，还停留在消化吸收后排出粪便的功能。事实上，肠道除了是消化系统的一部分，也是人体最大的免疫器官及排毒器官。因此，肠道功能的好坏决定了人体的健康状态。

肠道具备了复杂的神经系统，与大脑一样布满了神经细胞，监控着整个肠道的运作，称为"人体的第二大脑"也不为过，有些科学家因此称肠道神经系统为"腹脑"。食物进入肠道后，产生的刺激，由腹脑接收后，自行作出判断，然后发出信号，调控消化作用。此外，腹脑也可以操控肠道释放出各种肠道激素，影响其他器官，对于健康的影响力十分巨大。

为什么会有腹脑？

事实上，人体在演化的过程中，是先有腹脑，再有大脑的。

最适合人类排便的姿势应该是蹲姿

排便姿势大多离不开"蹲姿"与"坐姿"两种，坊间盛传最佳的排便姿势应该是蹲姿，从学理来说，的确如此。曾有研究人员研究了正常坐姿（大腿和躯干呈 90 度）、抬高腿的坐姿（大腿和躯干呈 35 度）和蹲姿三种排便姿势的肛肠角，得出的结论为：蹲姿可以帮助拉直直肠与肛管的角度，方便粪便排出。理论上来说，肛肠角越大，排便时所费的力气越小。而蹲姿的肛肠角最大。另外，蹲姿也会增加腹内压，帮助排便，不过常用坐式马桶的人也不必担心，加个小板凳，把脚抬高，一样可以压迫腹部，增加腹压。

但需注意的是，选择蹲式排便，腿的力气要够，老人家若是站不稳，最好选择坐式马桶。

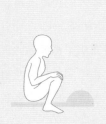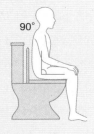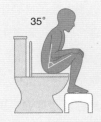

不同排便姿势的肛肠角

较为低阶的腔肠动物（如珊瑚及海葵），几乎全身都是消化器官，所以只有腹脑，没有大脑；而所有的脊椎动物都演化到有大脑及腹脑，让高层次的理性活动交由大脑去处理，而维系生命的消化活动则由腹脑独立打理，这也是长期演化下来最优化的结果。胃肠道负责食物的消化，吸收营养，是生产者；大脑则是消费者。脑部消耗大量能量，这些能量都是由胃肠道所吸收到的营养来供应的。两者独立作业也可减轻神经传递系统的负担，并加快身体对于消化或排毒的反应。

现在我们都接受了人体其实是有两个脑在运作的结论：一个是大脑，一个是腹脑。它们虽然有各自的功能，但若是协调不佳，身体的机能就会出状况。

从胚胎发育的历程来看，在胚胎神经系统形成的最早阶段，神经细胞的一部分留在胚胎头端的神经管，形成中央神经系统（大脑），另一部分由神经嵴的前驱细胞，从胚胎头侧往尾侧游走，转变为独立的肠道神经系统（腹脑），分布于肠道肌肉层间及黏膜下层。至于双脑之间是如何协调的，哥伦比亚大学葛松教授（Mickael D. Gershon）指出，他们是借由十二对脑神经中的第十对迷走神经进行沟通。迷走神经是脑神经中分布最长最广的一对，含有感觉、运动和副交感神经纤维。我们的消化道中，口腔咀嚼及咽喉的吞咽功能是由大脑控制，之后则是交由腹脑负责侦测胃部活动及消化过程，借由加快或者放慢某些激素及消化液的分泌，调控肠道蠕动速度与模式，以调节消化速度。如此整个肠道运作完全由腹脑负责，到最后的肛门，控制权才交还大脑，由大脑接手管理人自主排便的机能。

别让肠道不开心

腹脑还会尽量制止大脑过分干涉消化作用。因此，由大脑下传到腹脑的信息量，远少于由腹脑往大脑传递的。也就是说，主要是腹脑向大脑提供肠道信息，大脑比较少向腹脑下指令。如果肠道的大小事务，都由大脑掌控的话，神经传递系统根本无法负荷，我们不可能像现在这样如此自在地生活。

肠道既然会思考，就会有情绪，消化吸收虽然是肠道的基本功能，但是最近医学研究发现肠道与大脑、肠道与精神疾病，竟然有着不可思议的关联：治偏头痛的药可以用来治肠胃不适；治恐慌症的药可以用来治肠躁症；便秘的人会头痛、失眠、忧郁、烦躁，连脑下垂体功能都会受影响，使患者脾气暴躁。

这就是肠道的奇妙之处，它不但是消化器官，也是大脑以外，具有最为复杂的神经系统的器官，有多达一亿以上的神经细胞分布在肠道。

举一个肠道影响心理的例子——孤独症。2009 年，美国的莱维特教授发表在美国小儿科期刊上的论文指出，有一个特殊基因同时影响孤独症发病与肠道机能。最近，科学界研究胃肠道微生物群才发现与一般儿童相比，孤独症儿童消化道中的微生物群不仅菌体大不相同，可能还出现异常。目前的动物实验已证实，改善老鼠体内的肠内菌株，可以改善老鼠的孤独症症状。

抑郁症被世界卫生组织列为 21 世纪三大疾病之一，世界人口中 5% ～ 10% 患有抑郁症。有越来越多研究认为，严重的抑郁症可能是大脑的"发炎"反应，而肠道细菌会影响肠道的"渗透率"，若让一些"坏东西"很容易就通过肠道进入血液循环，可能会恶化大脑的"发炎"反应。

　　脑内缺乏血清素是抑郁症的成因之一。90%的血清素主要由腹脑分泌，它作用在肠道，促进肠道蠕动；也作用在大脑，调节情绪，被称为大脑中的幸福分子；也与睡眠、食欲、学习记忆有关系。血液中的血清素浓度太低，人就会感到心情低落。当服用如百忧解（Prozac）这类抗忧郁药物后，血液中血清素的浓度提高，也许心情就会开朗，胃肠道功能也正常许多。也就是说，抗忧郁药不仅作用于大脑，也许更见效于肠道。

大肠的疾病症状

从前文我们知道：

一、大肠会自行蠕动，有时会有强烈的蠕动波刺激排便。

二、大肠负责吸收水分，所以粪便的软硬和大肠的功能有关。

三、大肠也负责排便，所以粪便没有排出来肚子会胀。

此外，我们也知道，消化系统有很多的血液供应，所以大肠的疾病症状不外乎腹痛、排便形态改变、阻塞以及出血。

腹痛

腹痛是消化系统最常见的症状，由于内脏神经和体表神经的不同，大部分的腹痛是令人不悦却难以定位的，包括绞痛、钝痛、胀痛。若是尖锐刺痛可以清楚定位，尤其是可以用手指出痛点的，则是腹膜或腹壁的疼痛，要是再加上腹部变得僵硬，常常是腹部急症，需要立即就医。

临床上我们常将腹部以九宫格或是田字格来做分类，由于大肠呈

"冂"形，所以无论是右下、右上、左上或左下的疼痛都可能是由大肠的疾病引起的。有些疾病是整个大肠都可能会发生的，没有固定的部位，就难以判别；有些则可以利用发生的部位，作简易的判别。

　　大肠激躁症是最常见的腹部疼痛原因，患者常会突然感到腹部绞痛，大多在排便后改善，但入睡后常常没有胃肠道不适的症状。乳糖不耐受症也是常见的腹痛原因，患者常在食用了富含乳糖的乳制品后，产生腹胀、腹痛、腹泻及产气的症状。肠胃炎是很多人都经历过的腹痛，也常表现为腹部绞痛，通常没有固定的部位。

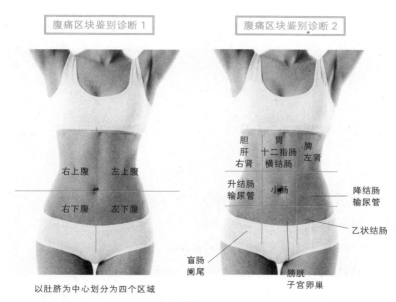

腹痛区块鉴别诊断

　　右下腹主要是盲肠、阑尾和升结肠，常见的外科急症阑尾炎（俗称盲肠炎），就发生在这个区，阑尾炎常从上腹痛移动到右下腹，发病后 4 ～ 6 小时最痛，刚开始是钝痛及压痛，严重时可能破裂造成腹膜炎及败血症，此时会转为尖锐的刺痛。憩室是肠道较薄的凹陷处，大多发生在右侧的升结肠及左侧的乙状结肠，若有粪便填塞可能造成发炎，升结肠的憩室炎在症状上常常无法和阑尾炎区别，但在治疗上阑尾炎需要手术治疗，憩室炎则是采用抗生素治疗。

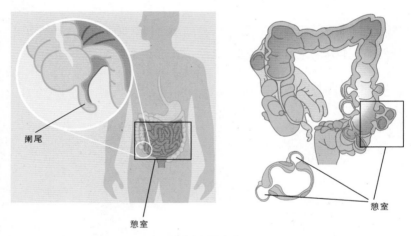

阑尾

憩室

憩室

阑尾炎与憩室炎

当我们紧张的时候，交感神经兴奋，消化液分泌量减少影响肠道活动，导致排便不顺。因此长期处于紧张状态，会影响肠道健康，最常见的例子就是大肠激躁症，简称肠躁症。受肠躁症困扰的患者，一紧张就肠绞痛，就会想排便。严重时，一天排便次数过多，会严重影响生活。前文有提到，肠躁症是因为局部大肠的血清素浓度太高，也是腹脑出问题的结果。

习惯性便秘的人常有左下腹痛的情形，由于粪便被大肠吸干水分，被推送至乙状结肠时已成形，在左下腹的粪便较硬难以推动，因此肠道剧烈地收缩以推挤排便的过程便引发了腹痛。

肠道阻塞、肠粘连及大肠癌的疼痛部位和发生部位有关，同样的，若是症状改变，由原来的钝痛、胀痛变成刺痛、压痛和腹部僵硬，可能就是急症，需要立即处理。

排便形态改变

大肠的主要功能就是排便，所以大肠的疾病常常影响粪便的形态。一般可将粪便形态分为七类，从最硬、最难排的羊粪状，到很难忍住的水状。当然，中间的第三、第四类就是最理想的类型。吃的食物也会影响粪便的形态，当饮食中膳食纤维含量过少或是食量太小，会造成粪便量不足，粪便就会稀软量少，甚至粘马桶；当摄取过多的脂肪、使用肛门塞剂（甘油球）、慢性胰腺炎造成脂肪酶下降，甚至服用影响脂肪吸收的药物（如减肥药、糖尿病用药或是降血脂药），就会造成粪便浮在水上或是有浮油。

当肠蠕动太快，或是大肠可能因为疾病或功能不佳，造成水分吸收不良，就会引起腹泻。腹泻患者会觉得排便次数增加、排糊或水便、便意急迫，以及有解不干净的感觉，常见的病因包括感染、发炎、吸收不良以及药物作用等。肠胃出血时，消化道中的血会刺激肠胃蠕动，虽然禁食也会排便，还可能解很多次的黑便或血便。

同样，当水分太少或是肠蠕动太差，粪便就会变硬，便秘患者会觉得排便次数变少、排便疼痛、排硬便，或是有解不干净的感觉，常见的原因包括阻塞、大肠蠕动异常、药物及内分泌疾病（如甲状腺功能低下）。

便便的七种形态　布里斯托大便分类法

可能便秘

第1类

一颗颗像羊大便，又干又硬，是便秘的标准类型。建议多补充水分与蔬菜水果等富含膳食纤维的食物。

第2类

像香肠状，表面凹凸不平，有轻微的便秘问题。记得也要多补充水分与蔬果等富含膳食纤维的食物。

正常

第3类

像玉米，表面有裂痕，偏向正常的大便形状。再多补充一点水分会更佳。

第4类

像香蕉，表面光滑，为最理想的大便形状。恭喜你！请继续保持！

可能腹泻

第5类

像鸡块般的柔软块状，有轻微的腹泻问题，要注意是不是体内细菌分布失衡、坏菌太多或是肠躁症等。
建议少量多餐，避免食用乳制品、甜食、酒、咖啡等，并适当补充含有可溶性膳食纤维的食物（如：豆类、地瓜、燕麦、胡萝卜、香蕉、秋葵、芦荟等）。

第6类

像地瓜泥般的糊状大便，有轻微的腹泻问题，可能是吃到过敏食物了。
建议少量多餐，避免食用乳制品、甜食、酒类、咖啡等，并适当补充含有可溶性膳食纤维的食物（如：豆类、地瓜、燕麦、胡萝卜、香蕉、秋葵、芦荟等）。

第7类

呈水状，无固体块状，有严重腹泻问题，肠道可能受到细菌或病毒感染，若同时伴有腹胀气、腹绞痛且一日内超过三次解水便，建议尽快就医治疗。

（资料参考／联安诊所肝肠胃科　郑乃源医生）

阻塞

大肠是管状构造，如同家中的下水管，当然有阻塞的可能。不过，阻塞时的症状却随着发生的位置而有所不同。大肠的右边，因为粪便尚未成形，除非几乎完全塞住，不然少有腹胀的感觉，相对地，左侧的大肠，因为水分都被吸干了，常在疾病初期就有腹胀不适的症状。所以，如同挤奶油一般，粪便会愈来愈细，总有解不干净的感觉。有时会经常去解，一次只解一点点，还是有便意，我们称之为"里急后重"。有些人甚至一直解少量的液态粪便，被当成腹泻治疗反而更不舒服，原来是前方阻塞，成形的粪便出不来，只有液态的成分可以通过阻塞处，我们称之为"渗便"。

除了大家谈之色变的大肠癌之外，很多疾病也会造成肠道阻塞，如慢性肠炎克罗恩病或溃疡性肠炎，因为病期长且严重的发炎，会

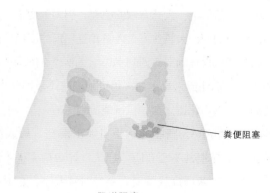

粪便阻塞

肠道阻塞

造成肠道变形阻塞。另外，腹部手术后，因为腹膜的刺激引起发炎反应，会造成肠道粘连，因此影响蠕动也会形成阻塞。有些腹部癌症，如果因病灶扩大而压迫肠道，也可能因腹膜的转移而影响蠕动造成阻塞。

有时候，患者有腹胀，而且腹部叩诊时医生会听到中空的声音，病人无法排便而医生通过 X 射线片看到肠道充满空气的典型肠阻塞症状，却找不到阻塞点，原来是肠道不蠕动造成肠内的空气、水和粪便都积在腹内，称之为麻痹性肠阻塞。这可能是电解质不平衡、药物或因其他重症所引起的。

出血

胃肠道出血症状同样也会因部位不同而有所不同。胃或十二指肠的上消化道出血，因为血液受到胃酸和消化液的影响，多为沥青状的黑糊便；其他小肠和大肠的下消化道出血，则呈现红色，而且愈是接近肛门的出血，颜色愈是鲜红。大肠右侧的出血，因为粪便未成形，血会混入粪便成为砖红色的便；大肠左侧，尤其是肛门口的出血，因为粪便已经成形，所以粪便仅仅沾到血，遇到水仍旧呈现原本的颜色。不过，这是一般的原则，上消化道大量出血，仍可能因来不及消化而呈现血便，少量且肠蠕动慢的下消化道出血，也可能出现黑便。

如此可知，常见的大肠癌症状也可能出现在一般人身上。相对的，在右侧大肠癌早期并不会有明显症状，等到有症状才就医已是中期，但也不必符合一两项症状就紧张兮兮对号入座，必须配合粪便检查、X 射线摄影或是内窥镜检查才能进一步诊断。

大肠的检查方法

现代人生活压力大，常常出现胃肠道症状，久未正视其严重性自然就形成了疾病。

日常生活中经常会听到有人说肠胃消化不好，很少听到有人说我肠子不好，因为肠胃本来就是一家。

在药店购买缓解肠胃症状的成药非常方便，因此许多上班族没空看医生，就会自己到药店买胃药、浣肠剂等来缓解症状，却忽略很多疾病就是这样慢慢被定型了。

自我检查

"我通常一星期才能排便一次，这算病吗？要看医生吗？"

"我的痔疮一直没有改善过，坐也不是，站也不是……想去看医生，可是又怕看医生。"

其实我们周围有很多这样的朋友，他们不知道多严重的症状才算

"病"，才达到去看医生的标准；也有人明明症状已经影响生活品质，却又因害怕或害羞不敢去看医生而延误病情，尤其是大肠癌患者，拖延久了会危及生命。

　　每个人对疾病症状的忍受度不同，感觉到的不适症状也不同，当自己明显感觉到与以往有不同的症状且持续出现时，很可能就是一些警讯。肠胃科门诊常会询问一些问题，必须自己先收集好资料，否则来到医院，医生问不出患者的症状资料，也会影响医生对疾病的判断。

自我疼痛资料收集

　　胃肠道疾病的疼痛大致分为腹部与肛门两个位置，疼痛部位与性质都会影响医生的判断。

1. 记录疼痛部位：先将腹部以肚脐为中心画成四等份（画一张四个区域配合名称的图，请参考"腹痛区块鉴别诊断"图）。

2. 是压下会痛，还是压下放开后会痛？

3. 是吃饱后痛，还是肚子饿时会痛？

4. 疼痛是否会连带引发排便次数增多？

5. 疼痛是否于排便后缓解？肛门部位的疼痛多半与痔疮、肛裂、肛门瘘管等肛门疾病有关，要区分是持续性疼痛，还是在排便时更加严重。

6. 疼痛是否会连带引发恶心及呕吐？

7. 记录排便习惯；所谓的排便习惯改变，可以将最近的排便习惯跟自己以往的排便习惯做一个比较，比如以前至少两天会有一次正常排便，突然改变为一天会有两次排便，甚至一直有想排便的感觉，但坐到马桶上却又解不出来……回想这样的改变大概是从何时开始的。

🔍 医院检查

大肠的检查除了听了就害怕的大肠镜检查以外，还有什么检查方法呢？

简单地说，大肠的检查可以分为侵入性和非侵入性两种检查方法。

非侵入性的检查方法

非侵入性的检查方法，最简单的莫过于粪便检验了。通过观察粪便的形态、颜色等外观，对于便秘及腹泻等可以有较客观的判断。曾经有一个年轻女生，因为大便次数多而腹泻，但粪便形态却是硬的，原来是她喝水喝得少，造成前端粪便较硬，以致后面成形的粪便下不来，只有软便一点一点渗出，患者主观上就觉得是腹泻，这时不但不能用止泻药，还要用软便剂。

粪便的其他检验项目，则包括了显微镜下观察红细胞、白细胞以及寄生虫卵等。红细胞代表着出血，白细胞则代表了感染或发炎，若是严重的发炎，可能会导致出血，所以二者都会出现。

化验的部分最主要的就是潜血了，所谓潜血，就是肉眼看不到的血，也就是非常微量的血，常常没有完整的红细胞，只留下红细胞的成分。传统的检验方法（化学法），就是验红细胞富含的铁离子，由于胃肠道细胞几乎没有铁的存在，所以验到铁离子就代表出血，但我们常常吃含有铁的食物如猪血、鸭血，或含铁的营养补充剂，甚至没有全熟的牛排等，所以单纯检验铁离子并不准确。新一代的检验方法（免疫法）是以人类血红素的特异抗原为标的，只要验到，就一定是胃肠道哪里有出血了，目前台湾地区的大肠癌筛检就是用的这个方法。50 岁以上的人每两年检验一次，只要验到潜血阳性就应接受大肠镜检查，依国外的研究，可以减少 15% ～ 30% 的大肠癌死亡率。不过检验的准确率无法达到百分之百，需要每一到两年就进行一次。

更进一步的化验还包括了肠道的发炎指数、钙防卫蛋白，对于肠道的发炎性疾病，尤其是克罗恩病和溃疡性结肠炎的疾病追踪和评估有很大的助益。

非侵入性的检查还包括了 X 射线检查、腹部平片和肾、输尿管及膀胱平片（KUB）。KUB 是最简单的 X 射线摄影，借由单张摄影，并且配合站、躺及侧身拍摄，可以看腹部的空气、钙化点、腹部器官是否扩张以及骨骼是否异常，从肾结石、胆结石，到肠道阻塞，甚至胃肠道穿孔都可以诊断出来。当然，有些异物也可以由单纯的 X 射线摄影看到，比如老人误吞的假牙，或是从肛门塞进去的异物等。

结肠钡灌肠造影是以含钡显影剂自肛门灌入直肠，经由翻身和检查台的转动使得显影剂均匀地充满大肠，有时还会加灌空气让显影剂薄薄地涂布在肠壁上，借此观察肠壁上或肠道内有无异物或肿瘤。在大肠镜出现之前，钡剂摄影是大肠检查的主要方法。依美国大肠癌筛检指引，50 岁以上的一般风险民众，应该每五年进行一次钡剂摄影检查。然而，其缺点是无法取得检体，也无法进行息肉切除。此外，虽然管子不必伸入肠内，但是灌显影剂仍会导致腹胀甚至有肠穿孔的风险，不过相比大肠镜，仍是较安全的方法。想要充分看到肠子内部，也可以喝泻药清肠。

随着科技的进步，计算机断层扫描（CT）的影像重组技术也大幅提升，最新的技术是可以重组大肠影像，形成近似大肠镜摄影图片的"虚拟大肠镜"，可以检查到约 1 厘米大小的息肉。依美国大肠癌筛检指引，对于 50 岁以上的一般风险民众，也是建议每五年接受一次虚拟大肠镜检查。为了避免微小息肉躲在肠壁皱褶，检查时必须大量灌气，因此仍有腹胀症状，甚至穿孔的风险。此外，计算机断层扫描的辐射剂量（约等同于 300 多张胸部 X 片）和费用，以及同样需要喝泻药清肠，仍是需要考量的地方。

最新的科技是将微型摄像机、电池和无线电发报机密封装在一个直径 1 厘米、长 2 厘米的特制胶囊里，每两秒拍 2 张照片，电力持续约 8 小时，只要吞下去就可以检查胃肠道。原本的设计是用来检查内窥镜无法到达的小肠，但随着节电技术发展，也有推出大肠专用的机型，不过胶囊本身没有动力，它依赖肠道的蠕动前进，所以无法如大肠镜般随心所欲，胶囊也无法取得检体，对于定位（如距离肛门口几厘米）更没有其他影像学或大肠镜清楚，加上如此高科技的产品只能单次使用（应该没有人能接受把前一个受检者排出来消毒的胶囊再度吞下肚吧），以致费用极高，所以目前以胶囊内窥镜来检查大肠仍不普及。

侵入性的检查方法

侵入性的检查方法，就是内窥镜了，除了直肠外科诊间为了观察痔疮所用的肛门镜及硬式直肠镜，现在医疗界使用的，都是软式的电子内窥镜，也就是镜头拍到的画面，经由前端的感光元件（CCD），以导像纤维束传递到主机成像，过去昂贵脆弱的光纤内窥镜，早已淘汰不用了。

大肠癌大多发生在大肠左侧的三分之一，即乙状结肠及直肠的位置。以前，熟悉大肠镜的专科医生较少时，只做左侧三分之一（约60厘米）的乙状结肠镜，也是大肠癌筛检的方法之一，因为没有做整个大肠的检查，所以建议每五年进行一次。

然而，在费用相差不大的情形下，除了少数追踪或切除左侧息肉的目的之外，实在没有必要接受只检查三分之一的乙状结肠镜，所以目前大肠检查以全大肠镜为主流。在操作上，分为双人和单人操作两种方法，双人操作由技术员负责推进内窥镜，医生操控方向；单人操作则是由医生独立完成整个检查。一般来说，双人操作速度较快，但单人操作熟练的医生，常可达到快且不痛的程度。依美国大肠癌筛检指引，一般风险五十岁以上的民众，只要每十年接受一次全大肠镜检查即可。

大肠是可伸缩且充满皱褶的器官，当结肠被拉撑的时候就会产生痛感，尤其是几个结构上转弯的地方，如乙状结肠、脾弯曲和肝弯曲；对于体形过胖或过瘦的受检者，以及过去曾经接受腹部手术产生粘连的患者，常会有过弯困难以至于疼痛的情形，甚至穿孔；遇到息肉时，医生会以金属环套住息肉，再将金属环束紧通电切除它，有时息肉较大或血液较丰富，切除后会有出血的风险，切得太深也有穿孔的可能，不过随着现在内窥镜止血的技术进步，因内窥镜并发症手术的比例已经大幅下降，所有风险（出血、感染、穿孔）出现概率加起来在千分之一以下，所以大肠镜检查仍算是个安全的方法。

为了检查的舒适及确保检查完成，很多受检者会选择减痛或无痛大肠镜检查。所谓减痛，是检查时注射镇静及止痛剂，部分受检者会进入熟睡状态，但大部分都能在无感下完成检查；至于无痛，则是在麻醉科医生的帮助下，施打低剂量麻醉剂达到麻醉的目的。无论哪一种麻醉方式，目的都是达到所谓"意识麻醉"，也就是虽然在麻醉状态，仍能回应及配合动作，所以坊间传言因为麻醉不知道痛，肠子常会有被捅破的说法并不成立。内窥镜检查的风险，如前面所提的出血、感染、穿孔等并未因此而提高，欧美国家也以无痛麻醉为内窥镜主流，但只要麻醉就有麻醉的风险，所以年纪大及心肺功能不好的患者要听从医生的评估再实施。

大肠的检查方法很多，也各有适应证和风险，检查之前还是应详细和医生讨论，再选择最适合的方法。

3 CHAPTER

大肠疾病

急性肠胃炎

小陈从寒流过后身体就不舒服，先是些微地呕吐，接下来是严重地腹泻，拉到全身无力又肌肉酸痛，可是怎么想也想不起来吃了什么不干净的食物，她读幼儿园的女儿前几天也出现同样的症状。医生说这是肠胃型感冒，可是没有感冒症状啊！

小智是初中生，有一天上完体育课后特别饿，中午放学没等到家他就先从便利店买了盒饭吃了。然后从凌晨开始他就不断地上吐下泻，甚至开始发热，擦屁股的时候似乎有一点儿血，早上请假去看医生，只见医生紧张地说："这是食物中毒，还好症状不是很严重，一定要注意食物的保质期！"

一样是上吐下泻，不都是肠胃炎吗？怎么医生的说法会不同？虽然，只要胃肠道的发炎反应，都被称为肠胃炎，在胃部的反应就是腹胀恶心，接着是呕吐，偶尔有些胃痛的症状；在肠道则是腹部绞痛，不断拉肚子。但是，肠胃的发炎可以由病毒或是细菌所引起，因此症状和处理上就有些不同。

所谓肠胃型感冒，大多指病毒性肠胃炎，因为发病多在气候变冷的时候，所以用"感冒"称之，实际上"感冒"或"流感"是不一样的。有很多病毒都会引起胃肠道发炎，包括诺如病毒（Norovirus）、轮状病毒（Rotavirus）、腺病毒（Adenovirus）、沙波病毒（Sapovirus）及星状病毒（Astrovirus）等。一般常见的诺如病毒和轮状病毒常在寒冷的天气流行，但一年四季都有感染的可能。症状包括水泻和呕吐，也可能会有头痛、发热、腹部痉挛、胃痛、恶心、肌肉酸痛等症状。通常感染后1～3天开始出现肠胃炎症状，症状可以持续1～10天，病程的长短取决于所感染的病毒种类及个人的免疫力。这类症状通常可以自愈，但是较虚弱的人可能因为脱水及电解质失调造成抽筋甚至死亡。对这类症状一般不需要给予特别的药物，注意水分和电解质的平衡，待肠胃机能恢复即可。

病毒性肠胃炎也是经口传染的，除了不洁的食物，患者排泄物的飞沫也可以造成感染，小陈可能就是因为帮女儿清理呕吐物而被感染的。另外若患者的手不干净到处摸，下个人摸到又不洗手，也可能感染到病毒，所以平时要养成勤洗手的良好习惯。若家中有肠胃炎患者，更应加强厕后及饮食前的洗手，幼儿园等场所也应该经常用稀释的漂白水消毒。

值得一提的是，小儿科常见的肠道病毒虽然有"肠"这个字，但是和病毒性肠胃炎无关，成人也鲜少得病。

细菌性肠胃炎则包含了肠炎弧菌、沙门氏杆菌、病原性大肠杆菌、金黄色葡萄球菌、仙人掌杆菌及霍乱弧菌等。早年，台湾地区卫生及医药条件不佳，痢疾、霍乱、伤寒等胃肠道感染是当地人主要死亡原因。即便现在，因为细菌性肠胃炎造成败血性休克或是低血容量性休克的病例也偶有所闻。也因为细菌性肠胃炎的感染有高度传染及致命性，所以杆菌性痢疾、霍乱、伤寒、副伤寒与肠道出血性大肠杆菌感染等疾病皆列为法定传染病。另外，发生疑似腹泻群聚事件时，依法应立即通报辖区卫生主管机关，因此小智的医生才会那么紧张。

细菌性肠胃炎的症状包括腹泻、恶心、呕吐、腹痛、发热、头痛及虚弱等，有时会伴随血便或脓便，但是不一定所有的症状都会同时出现。潜伏期从数小时到 5 天都有可能，通常症状持续 1～2 天，但随着病菌的毒性、数量变化及患者的免疫力降低，感染严重者可能会持续 10 天，甚至死亡。

所谓病从口入，细菌型肠胃炎也是由嘴巴"吃"进去的，所以除了多洗手，还有些要注意的事项：

1. 烹调食物前后都必须彻底洗净双手，厨师若手上有伤口，不宜料理食物，尤其是生食。

2. 食材要新鲜卫生，用水也必须干净，包括食材及器皿清洁所需要的水。如果露营要用水，最好煮沸后再使用。对于外地的食物，因为身体对于其菌种缺少免疫力，所以容易感染，造成所谓的"水土不服"。

3. 生熟食要分开，用不同器具（如刀子和砧板）处理生熟食，避免交叉污染。

4. 烹调食物超过 70℃ 细菌才容易被消灭。所以生食（如生鱼片、生蚝、鲜奶、生菜）及冷食（如寿司、凉面）等要特别注意取材新鲜、保存温度及保存期限，最好买来立即食用。

5. 要注意食品保存温度。保存温度低于 7 ℃，才能抑制细菌生长，室温下不宜久置。

病症护理

大家在夏天多半有吃了不洁食物引发肠胃炎的经历——反复的腹泻，导致身体虚弱无力。如果在急性期呕吐、腹泻情形严重，医生会建议先暂时禁食让肠胃好好休息，通过注射生理盐水及葡萄糖来供应营养。

治疗上除了注意水分和电解质的平衡，对于持续发热和败血症的患者也要给予抗生素。但抗生素的治疗不宜过久，以免影响肠内原本的好菌，打乱肠内菌株的生态平衡。对于腹泻的治疗，也不应追求完全止泻。呕吐和下痢也是胃肠道将毒素排出的防御机制之一，应以减少排便次数及减少水分流失为目标。

恶心、呕吐

患者有恶心感甚至呕吐多半是因为胃肠道的压力太高，可先确认造成恶心呕吐的原因，先避免会造成恶心感之情境，情况太严重的可借由服用止吐剂或止晕剂来缓解。有些女生会吃一些酸梅来缓解恶心的不舒适感。不过要注意的是，不要以为症状缓解就不以为意，仍需看医生找出造成恶心呕吐的真正原因。

发热

发热症状不见得每个人都会出现，若因为腹泻严重至脱水或有病毒感染情形，就有可能会发热。家里最好常备体温计，万一家人有发热状况时可以随时检测体温，并将体温数字提供给医生参考。多喝开水补充体液，必须多休息，穿舒适、吸汗的衣服。

总结来说，预防急性肠胃炎还是要注意食材的新鲜和勤洗手，对于近年流行的生冷饮食，一定多留心食物卫生和保存，才能"肠保安康"。

虽然一直在腹泻，体内营养与电解质成分流失，但是再度进食补充营养只会增加肠胃工作负担，可能会造成更严重的腹泻与呕吐，因此只要让胃肠道休息 1～2 天，流失的水分与电解质可经由输液补充快速恢复，不必太担心。让胃肠道休息几天之后，待腹泻情况缓解再开始吃一些温和的食物，例如稀饭、白吐司等。让胃肠道慢慢适应食物之后，再进行清淡饮食。

便秘

便秘是门诊患者常见的主诉之一。医生询问每个进入诊间的患者是否有便秘史时，都会得到肯定的答案。

但是，便秘是一个很笼统的症状描述。每个人排便的习惯不同，对"排便顺畅"的感受也不同，只要与自己理想的排便状况不同，一般人就将它称为便秘，但可能只是暂时的生理变化，还不到需要治疗的程度。

依照世界肠胃病学组织（World Gastroenterology Organisation，WGO）的统计，不同患者对便秘的描述中，最常见的是排便费力（52%）、粪便硬结（44%）、排便不尽（34%）、排便频率减少（33%）。

而临床上，目前对便秘更严谨的定义是来自于罗马Ⅲ标准：患者在未服用泻药的情况下，在过去 12 个月中的任何 12 周内至少出现下列两种情况就属于便秘。

1. 每周少于 3 次排便。
2. 出现粪便硬结的情况占 25%。
3. 出现排便不尽感的情况占 25%。
4. 出现排便费力的情况占 25%。
5. 排便时需要手指辅助。

✚ **别让肠道不开心**

由这个标准可以知道，便秘与否实际上并无客观的检查方法，也没有明确的指标来评估便秘的严重程度。

便秘的成因很多，部分人的病因可能不止一个。生活习惯的变化，例如假期外出旅游，或是工作变动造成的心理压力等都可能导致便秘。年轻人在外工作或求学，不愿意使用公共厕所而抑压便意，时日一久也会造成便秘。怀孕及更年期激素产生变化，或服用某些药物（如制酸剂、抗抑郁药等）偶会造成便秘。年长者因消化系统衰老，或合并如帕金森病或糖尿病等全身性疾病，便秘症状也会加重。

在解决便秘之前，我们需要先了解粪便的形态。常用的布里斯托大便分类法是一种为医学需求而设计的分类法，它将人类的大便分为七类。设计者是布里斯托大学（University of Bristol）的希顿（Heaton）和刘易斯（Lewis），于 1997 年首次发表在《北欧肠胃病学杂志》（*Scandinavian Journal of Gastroenter-ology*）上。

因为大便的形态和其待在大肠内的时间有关，所以可以用大便的形态来判断食物经过大肠所需的时间。

大便若停留在肠道内时间过久，水分被过多吸收，会造成粪便过于干硬，且因含水量较低，粪便的量也会减少，不利于排出。

长期而言，便秘对个人的影响不仅仅是排便时肛门不舒服。长时间的粪便干燥、坚硬，造成排出困难、排便次数减少，会导致肛裂、痔疮、腹胀、肛周脓肿、肛门瘘管等问题，严重的痔疮还会导致反复便血，有可能引起其他病变。自觉有便秘症状的人，一定都很纳闷为何会变成这样。

如果你开始发现排便频率减少、排便有困难时，就要小心便秘上身了。这时务必要审视一下自己有没有不健康的生活习惯。例如白天有便意时因过度忙碌而隐忍没去解决，长期压抑便意后会造成排便不规律；经常在外进餐、暴饮暴食、营养不均衡；工作性质致长时间保持坐姿，缺乏运动；喝水量不足，造成粪便干扁；若数日未排便即需依赖缓泻剂或浣肠来帮助排便。

如果有上述这些情况，并且有持续的排便困难症状，就可以称之为习惯性便秘了。大部分情况下，多数人的便秘属于习惯性便秘，调整饮食、运动及生活习惯后，大多可以获得改善。但是若便秘的情形已经发生太久、状况日益恶化，或是即使生活作息改善了但便秘却没随之改善，就有可能是其他器质性原因导致的便秘，这时就必须到医院做进一步检查了。

有许多疾病都可能会影响肠道蠕动进而造成传输减慢，如甲状腺功能减退、低钾血症、脑卒中或其他退化性疾病（如帕金森病）。服用某些药物后，会造成便秘，如阿片类止痛药、抗抑郁或镇静药物、利尿剂及含有铁、铝等成分的药物等。

肠道本身的构造异常也有可能会造成肠蠕动异常，如大肠本身的憩室或肿瘤造成的肠道狭窄，直肠内脱垂或盆底失弛缓综合征造成出口阻塞，或是过往的腹部手术造成肠粘连等，皆会造成排便不顺的结果。

🔍 病症护理

无法好好排便真的是一种非常不舒服的感觉，现代人的生活压力及生活饮食习惯都会影响排便的顺畅性。每个人的排便习惯并不一样，并不能说一天一定要固定几次排便才算正常，有些人每天一次或两次，或两天一次都不算异常，但若是排便习惯突然改变，就应注意自己的肠道功能可能已经开始变化，建议到医院好好检查。

如果排便习惯是超过两天者，其实就有便秘的问题。我们在不断地进食，食物消化后剩下的废物必须排出，留在体内堆积越久、越多，慢慢会衍生出腹胀、痔疮等不适症状，严重者必须住院接受治疗。

针对习惯性便秘，预防及改善的方法不外乎就是多喝水（建议每日饮水量 1500 ～ 2000 毫升）、养成良好的排便习惯、尽量做到每天定时排便，此外，适度运动也能促进胃肠的蠕动。膳食纤维的摄取也是必要的，例如蔬菜、水果等，膳食纤维建议每日摄入量为 25 ～ 35 克。平时工作久坐的人，建议在工作 1 ～ 2 小时后起来走动一下，也让胃肠道有机会多蠕动。我们还可以利用人体的胃结肠反射机制，在每天吃完早餐后定时到马桶上坐 5 ～ 10 分钟，促进养成固定排便的习惯。

是否可以使用浣肠剂或软便剂？很多人担心一旦使用药物会有成瘾问题，因而宁愿忍受便秘症状的不适，而不愿使用药物。从护理的观点看，当辅助措施成效都不显著时，药物的使用是必要的，这里要澄清的是，软便剂、浣肠剂不是那么容易会成瘾的药物，急性期可借由药物缓解不适症状，之后若能养成良好的排便习惯，仍可以在不依靠药物的情况下排便。

改善便秘方法

1. 每天早上起床先喝一杯 200～300 毫升温水，刺激肠道蠕动。
2. 一定要吃早餐（早餐尽量避免油炸品，增加蔬菜），早餐后可吃些水果，如猕猴桃、火龙果、香蕉、木瓜、橙子、橘子、柚子等，以促进肠道蠕动，增加粪便体积，帮助排便。特别是猕猴桃富含膳食纤维，可促进肠道蠕动、帮助排便顺畅，且含奇异蛋白酶，有助于分解蛋白质，帮助消化，减缓胀气。
3. 服用治疗心血管或高血压疾病药的人则不适合吃柚子。

灌肠

提到便秘，就会提到灌肠。灌肠既是一种治疗方法，也是肠胃科一些检查项目执行前必要的准备工作，主要是运用浣肠剂或稀释后的肥皂水从肛门处灌入，将肠道内残留的粪便排除干净，以便医生在做镜检时，不会因为粪便残留在肠壁上而错失病灶。

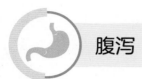

腹泻

腹泻是肠胃科常见的症状之一。所谓腹泻，是指一天排便 3 次或 3 次以上，粪便不成形或呈水状。腹泻一般可分为急性和慢性。

急性腹泻是指突然出现排便次数增多和（或）水分增加，通常和感染（细菌或病毒）、毒素或药物有关。住院的患者出现急性腹泻，常是抗生素药物直接造成的腹泻，甚至是粪便填塞，使得只是稀水便可以通过的渗便。慢性腹泻则是指出现超过 4 周的软糊便，不一定伴随排便次数的增加。

腹泻的原因大致可以归纳为下列几种：

1. 感染：食物的不洁可能会造成细菌滋生产生毒素，因此导致肠胃不适症状；有些细菌或病毒则会产生肠毒素，造成肠道细胞大量分泌水分，很容易造成低血容量性休克或是电解质不平衡。台湾地区早期卫生条件不佳，霍乱就是这类的典型疾病；有些细菌或寄生虫则侵犯肠道的黏膜细胞，造成黏膜细胞不能吸收水分，甚至出血造成血便；伪膜性肠炎则是使用抗生素过后，将肠内大部分的菌群杀掉，原本受到其他细菌抑制抗衡的难辨梭状芽孢杆菌（Clostridium difficile，又称艰难梭菌）就此强大起来，在肠壁上形成膜样物质，引发感染甚至败血性休克。

2. 吸收不良：常会看到粪便有油或未吸收的食物，常见于肠道切除手术过后、慢性胰腺炎或是胰脏功能不足（胰脏分泌脂肪酶有助于脂肪的吸收）、慢性肠道发炎造成黏膜受损或是小肠的淋巴癌等。近年有些用于减重的药物，就是通过阻断肠道吸收脂肪来达到目的，因此常会解出脂肪便。

3. 渗透性：当肠腔内有高浓度的物质存在时，基于渗透压平衡，会有大量的肠壁水分移动到肠腔里，除了药物以外，最常见的原因就是乳糖不耐受症。乳类含有大量的乳糖，大部分的人都有足够的乳糖酶，可以分解吸收乳糖，然而有的人自断奶后乳糖酶就不足，当进食乳制品后就很容易拉肚子。值得注意的是，空腹就能改善渗透性腹泻症状。

4. 发炎：发炎的原因很多，有放射性治疗后造成肠黏膜发炎、免疫失调造成克罗恩病或溃疡性结肠炎，或肠道血管灌流不足产生的缺血性肠炎（俗称肠中风），这些都会影响肠道黏膜细胞，造成肠道吸收水分的能力下降。

5. 分泌性：甲状腺功能亢进，胰升糖素、胃泌素、肠泌酸素分泌的增加，肠道内肿瘤分泌的激素，都会使肠黏膜细胞不但不吸水，反而分泌大量的水分出来，这样的腹泻是无法因空腹而改善的。

6. 蠕动性：最常见的就是大肠激躁症，这类腹泻常是肠道蠕动异常，造成排便的次数增加及腹痛，而粪便没有充分经由肠道吸收水分，也会造成软糊便。

因此，病史的收集对诊断很重要。腹泻前吃了不洁的食物，或是有群聚反应的现象，常代表感染或是食物中毒；减肥药、某些治疗糖尿病的药物本身就会造成腹泻；有些人有慢性病史（甲状腺功能亢进、反复胃溃疡）或肠道切除手术史也会造成腹泻；粪便带血可能代表感染或严重发炎；长期酗酒有胰脏病史的，可能胰脏功能不佳，就医时应如实告诉医生。

大部分的急性腹泻会在 24 小时内改善，急性发作时，肠壁肿胀，进食也无法吸收，但补充水分和预防电解质流失是很重要的，如果不呕吐，多喝水或补充一些运动性饮料也有帮助，如果腹泻严重到有脱水现象无法喝水时，就需要就医。感染造成的腹泻，是身体想要排出病菌的反应，这时不宜过度止泻。

急性腹泻处理

急性腹泻时让肠胃排出毒素后：

第 1 天：可进食米汤或白稀饭（可加食盐或酱油调味）并服用益生菌。

第 2 天：低油饮食（烹调以清蒸、水煮、凉拌或清炖为主，肉食选用瘦肉）及温和饮食（免刺激性及会引起胀气的食物，应忌食奶制品及辛辣食物及调味品）。

第 3 天：软质饮食。

第 4 天：普通饮食。

憩室及憩室炎

我白挨了一刀吗？到底是阑尾炎、盲肠炎，还是大肠憩室炎？

所谓的憩室，就是在大肠的表层有些凹陷，看起来很像破洞，但并不是真的破洞。

憩室是怎么产生的？我们的肠子分肌肉层和黏膜层，有时候肌肉收缩可能过于强大，而肌肉又有裂缝的话，就会把黏膜挤出来，这时外观看起来就有点像是破洞，这个状况只存在于大肠。

憩室如果有东西卡进去，就会引起发炎，严重者会造成大肠穿孔及腹内脓疡，有致命危险。在以前抗生素不发达的时代，几乎都需开腹手术治疗。现在医学进步了，大部分的憩室炎可以不用手术治疗，只要用适合的抗生素就可以治疗。

憩室主要集中在乙状结肠与盲肠，发生在乙状结肠时症状是左下腹痛，发生在盲肠则是右下腹痛。若是憩室炎发生在盲肠，右下腹痛的症状和阑尾炎发作造成腹痛的位置非常接近，两者皆是感染，所以抽血检查结果类似，因此临床上盲肠憩室炎的症状类似阑尾炎，但处理方式不一样。

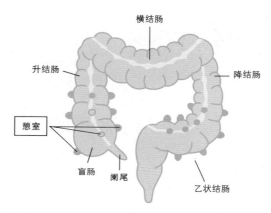

升结肠　横结肠　降结肠

憩室　盲肠　阑尾　乙状结肠

大肠镜下从肠内看到憩室

　　阑尾炎顾名思义就是阑尾发炎，那阑尾在我们身体的什么地方呢？阑尾在腹部的右下方，像一根小管子一样，5～10厘米长，这根"小管子"的一端连着盲肠，另一端是盲端没有开口，因此这根"小管子"可能会有部分或全部堵塞的情形，以致积累细菌而造成感染。传统上认为，必须以手术把阑尾切除，才能解决这样的发炎问题。

　　阑尾炎并不是一种传染病或是遗传疾病，常常突然发生，发生的时候总是伴随剧烈的疼痛，让人手足无措。有些长辈会告诫孩子不要在饭后跑来跑去或是激烈运动，以免食物的碎粒掉到阑尾造成发炎。但是根据医学研究，引发阑尾炎的主因并不是运动。

　　阑尾炎发生的主因通常是盲肠肠道屈曲、肿胀及受阻塞，造成阑尾阻塞的东西包括果核、粪石、寄生虫等，如果此时再加上细菌感染，就可能会引发阑尾炎。

　　阑尾炎需手术治疗。传统上认为阑尾炎如果不做手术，阑尾破裂的概率很大，一旦破裂造成腹膜炎，严重者可能致命。如果是船员或巡山员这一类远离人群的工作者，通常会被建议作预防性的阑尾切除，以避免阑尾炎在无法就医时发作危及生命。

　　但如果是盲肠憩室发炎，如前所述，原则上是不用做手术的。临床上，我们常常遇到右下腹痛的患者，一时没办法分辨出是阑尾炎，还是憩室发炎。以前的做法就是做手术，如果术中发现是阑尾发炎，就将阑尾切除；如果是盲肠憩室炎，还是会把阑尾切除，以免万一将来再发作，不好区分是阑尾炎还是憩室炎，后续再施打抗生素。

　　而现在患者肚子痛，除了常规的血液生化检查，我们可以先安排腹部计算机断层扫描检查，大部分的患者可以借此判断出是阑尾炎还是憩室炎。如果是阑尾炎就进行手术，如果是憩室发炎，则施打抗生素。

　　最近这几年，医学的观念又更新了。国外已经有一些大规模的研究发现，阑尾炎其实以抗生素治疗即可，抗生素治疗不了而需手术的比例，与直接手术产生的并发症比例差不多。也许在不久的将来，不管是阑尾炎还是盲肠炎，可能都会先以抗生素治疗为主了。

　　憩室是人体正常的结构。据统计，60 岁以上的人 70％都能在大肠找到憩室，大部分人都不会发作，文献上也有统计，即使是已得过憩室炎的患者，将来再发生的概率与从未得过憩室炎的人差不多，没有必要作预防性的手术切除，只要它不要捣乱就好了。

别让肠道不开心

　　根据英国《都市报》报道，1961年列昂尼德·罗戈佐夫（Leonid Rogozov）医生与12名伙伴驻扎在南极的俄罗斯根据地，一日突然感到一阵疼痛，身为专业医生，他很快诊断出自己得了急性阑尾炎。在痛苦挣扎许久后，他终于忍受不了疼痛，决定在恶劣环境下替自己做手术，整个过程历经了约两个小时，他在自己身上开了个约12厘米的切口，由于看不到切口，几乎都是靠触觉在割阑尾，过程相当辛苦，但他仍顺利完成手术，也成为后世口耳相传的神医。

大肠激躁症

　　小雯是重点学校的学生，随着课业压力越来越重，她的肠胃也越来越不舒服，出现莫名的腹痛，一阵阵的绞痛，尤其在课堂上伴随着强烈的便意更是尴尬。后来她实在无法忍受便意，不得不举手向老师报告去厕所。奇怪的是，小雯并未像患肠胃炎般腹泻不停，她解完便就舒畅了，而且家人和同学也都没有类似的症状。持续了几个月后，她实在受不了了，于是到门诊来就诊。经过医生询问，才发现好像寒暑假父母带她去旅行的时候都不会发作，夜间入睡后好像也没有发作过。

　　这样的情景，你我的周遭一定都遇到过，主角可能是考生、上班族，或是为告白苦恼的情侣，只要遇上压力，胃肠道就不听话，只要压力解除，症状便不药而愈，难道肠子真的也有情绪吗？

　　胃肠道疾病可以粗略分为两类：一类是器质性疾病，也就是检查时可以发现发炎或肿瘤等病灶的疾病，如胃溃疡、大肠憩室炎、胃食道逆流、恶性肿瘤等；另一类是功能性疾病，检查时找不到病因，但患者就是感觉不舒服，甚至造成生活上的困扰，大肠激躁症就是其中一种，其他还包括消化不良、胃痉挛等。

过去我们把功能性疾病当成找不到病因时的"垃圾桶"，只要患者检查正常，治疗反应差，就归类到这群疾病中，由于这类患者大多压力大且情绪不稳，我们也常常转介患者到精神科就诊。不过，随着医学的进步，我们对大肠激躁症也有了新的看法。

研究人员将被诊断为大肠激躁症的人和健康人分为两组，分别在他们肛门打 90 毫升和 120 毫升的水球，然后做脑部核磁共振，来评断两组的痛感。可以发现，不管是打 90 毫升还是 120 毫升水球，患大肠激躁症的人的痛感都较健康人高。由此可知，患大肠激躁症的人，可能对痛感的耐受性不好，也就是比较敏感。

研究还发现，大肠激躁症患者肠道中血清素的受体较少，血清素降低会造成易怒、焦虑、疲劳、慢性疼痛等。血清素较低的人更容易发生抑郁、冲动行为、酗酒、自杀、攻击及暴力行为。肠道是仅次于大脑制造血清素第二多的器官，所以肠道被称为"人类的第二个大脑"，虽然血液中的血清素无法进入大脑，但大脑和肠道都受到血清素影响是可以确定的。

国际上对于功能性肠胃疾病有所谓"罗马诊断标准（Rome criteria）"，已经更新到第IV版（2016 年 6 月），它对于功能性肠胃疾病原因的定义是至少有下列之一症状：

1. 蠕动异常。

2. 内脏过度敏感。

3. 胃肠道黏膜和免疫功能的改变。

4. 肠道微生物的改变。

5. 中枢神经作用的改变。

大肠激躁症是门诊常见的问题，随着生活步调加快，这类患者也有越来越多的趋势。大肠激躁症可分为腹泻型、便秘型以及腹泻便秘交替型，大约有 30％ 的人会有这种病，女性较多，高发在青壮年。这类患者大肠的生理结构并没有什么异常，但是肠道的敏感度增加，导致肠道的蠕动改变，所以并没有固定的症状。由于症状和其他疾病相似，常造成患者的困扰。

对于大肠激躁症，"罗马诊断标准"定义为：反复腹痛，过去平均 3 个月至少每周有 1 天以上（诊断时已经有 6 个月以上的症状），并符合以下两个以上诊断标准。

1. 症状和排便有关（可能排便完减轻或加剧）。
2. 症状和排便频率改变有关。
3. 症状和排便形态改变有关。

腹泻大部分为软稀便，带有一些黏液，很少有水泻的情形，通常在解过数次之后，一天之中就再也没有症状，患者也鲜少有睡眠中发作的情形。便秘型的患者则常有大便排不干净的感觉。至于长期腹痛则不管哪一型都常见，大部分是下腹的绞痛，尤其是左下腹。但患者多有排完大便或是放屁之后腹痛会改善的感觉。值得注意的是，虽然患者常抱怨腹部胀气，但在 X 射线检查下腹部的空气和正常人并没有差别，只是大肠激躁症的患者较敏感罢了。

引发大肠激躁症的原因很多。容易焦虑、紧张的人及慢性情绪压力大的人常会得到这种病，有些人在压力解除后便不药而愈。常见的就是面临大考的考生，常在通过考试之后症状就改善了。部分食物，如乳制品，富含果糖、山梨醇等甜味剂，脂肪含量高的食物，也常刺激肠道导致症状加剧。部分肠内菌会合成短链脂肪酸，造成肠蠕动加速及腹泻的情形，甚至肠胃炎细菌的感染都可能引发症状。

因为症状和其他疾病类似，临床上必须与肠炎、炎症性肠病、憩室炎以及大肠癌等区别，所以腹部平片及粪便检查是必须的。若有怀疑，甚至需要进行大肠镜或是钡剂 X 射线造影来排除。

治疗大肠激躁症的药物种类很多，从单纯的治疗腹泻或便秘，到益生菌、抗生素、血清素的促进或抑制剂，甚至抗抑郁剂都有，应视患者的病况作个别的调整。饮食上则应减少乳制品、富含脂肪的食物以及避免富含果糖、山梨醇的甜食。便秘的患者宜多摄取膳食纤维。最重要的是要放松心情，配合适当的休闲活动来疏解压力，常会有令人意想不到的改善效果。

大肠激躁症虽然是功能性疾病，但不至影响人体健康，如果合并下列情况，必须就医做进一步检查：

1. 50 岁以上的人发生。

2. 血便。

3. 体重异常减轻。

4. 有大肠癌家族史。

5. 入睡后的症状。

大肠息肉及大肠癌

　　大肠有好几种息肉，不是所有的息肉都会演变成癌症，会演变成癌症的息肉，主要是腺性的息肉。绝大多数的大肠癌是腺癌，其他可能生长于大肠的癌症还有淋巴癌、类癌等，但都非常少见。腺癌大部分源自腺性的息肉，是息肉因为基因突变，从黏膜的腺体产生，然后开始生长，越长越大后发展为腺瘤，进而演变成腺癌。

　　一般而言，1厘米左右的息肉就有机会朝腺癌的方向开始分化，因息肉演变造成的癌症，约占全部大肠癌的八至九成。

　　理论上，如果你每两年去做一次大肠癌筛检，检出来是大便潜血阳性，需接受大肠镜检查，同时利用大肠镜进行手术将息肉切除，应不至于患大肠癌。随着医学的进步，目前大部分的息肉都可以切除。如果大家重视这一点，理论上患大肠癌的概率应该会下降。

　　如果在大肠里，有一个超过1厘米的腺瘤，也就是息肉，一直没有处理的话，10～20年后，有可能会演变成腺癌。所以我们一般建议是，看到息肉就切除。

　　不过，也有些是增生性的息肉，或是发炎性的息肉，不见得会演变成癌症，理论上这些息肉并不用特别处理。如果医生在为患者做检查时发现了这些息肉，视情况都会建议患者切除。

目前在台湾地区，一般患大肠癌的人，平均年龄是 66 岁，所以我们可以假设如果往前推 10 年的话，可能 50 多岁时，大肠就开始有息肉了，若是没有处理，十多年后，就会演变成癌症。

现在台湾地区的大肠癌筛检对象，是从 50 岁开始，一直到 75 岁的中老年人。为什么是从 50 岁开始？下图是 2015 年台湾地区各年龄层的大肠癌发病率。由图可知，大肠癌发病率在 40 ～ 50 岁阶段急遽上升，随着年龄增加呈正相关。

而 50 岁到 75 岁的这群人，每两年要做一次大便潜血检查，也就是检验粪便里是否有微量血迹。检出来若是阳性的话，需再进行大肠镜检查的确认。

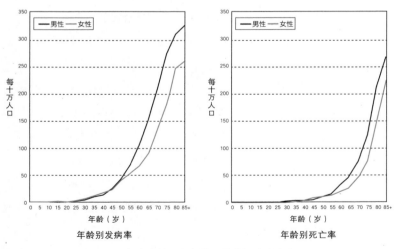

年龄别发病率　　　　　年龄别死亡率

2015 年台湾地区各年龄层的大肠癌发病率

大肠癌为什么是验大便，而不用抽血？所谓大肠癌指数（Carcino-embryonic atigen，CEA），其实没那么准确，每三个到四个大肠癌的患者当中，只有一个人的指数高于正常值，所以用抽血筛检其实是容易错过真正有问题的患者。而验大便的潜血，可以查出70%～80%的大肠癌，因此它的准确率比大肠癌指数要高。

大肠癌有以下几个危险因素：

第一个，男生比女生患病概率大。虽然大肠癌多发于男性，但由于女性的平均寿命较长，所以统计一生中会发生大肠癌的概率其实男女是接近的，差距约是4%。也就是说，如果活得够久的话，每20个人中就有1个人有概率患大肠癌。

第二个，患者本身抽烟喝酒。这两点相对来说，男生抽烟喝酒的比例也是比女生高得多。

第三个，家族史。有三分之一的大肠癌患者，找得到家族史。一亲等中有罹患大肠癌家族史的人罹患大肠癌的概率是一般人的2～5倍。而且会有可能在更年轻的时候罹患癌症。假设一位父亲在66岁时患大肠癌，理论上，他的儿子可能会提早10～15年，也就是50多岁就患大肠癌。所以家族中，如果有人患大肠癌，那有警觉性的人，就要提早做检查。

第四个，要注意的是，有一些疾病也会演变成大肠癌，比如溃疡性大肠炎、家族性大肠息肉症等。尤其是家族性大肠息肉症，这是先天基因的问题，因为遗传的关系，整个大肠都是息肉，如果放任不管，这些人平均40岁左右都会患大肠癌。所以，如果这些人发现是家族遗传的话，可以去医院就诊，会有预防性的治疗，比如切除全部大肠。

饮食是患大肠癌很重要的因素，尤其是高油脂、高热量、低膳食纤维的饮食习惯。因此要减少食用红肉类如牛羊肉，并降低烹调过程中使用的油脂含量。烧烤、加工肉制品、面包、炒饭、泡面、鸡排、碳酸饮料等高油、高热量的不健康饮食要尽量避免。跟饮食比起来，基因也是很重要的因素，并不是注意饮食就一定可以避免患大肠癌，定期筛检还是很有必要的。

此外，维持适当体重及养成运动习惯，也有助于避免罹患癌症。

目前台湾地区的大肠癌筛检，是针对 50 岁至 75 岁的成年人，每两年做一次大便潜血检查。若潜血呈阳性，则建议安排大肠镜检查。数据显示，大便潜血检查的阳性率，约是一成，即 10 个接受检查的患者，会有一位呈阳性；而在阳性的患者中，大约每 22 人会有 1 个大肠癌患者，约三分之一的人会发现大肠息肉。

个人化医疗

由于大肠癌可由基因突变所引发，所以现今已开发出许多基因检测，即所谓的"精准医疗"。患了癌症的患者，可先做基因检测，看是哪种突变，再选择适合个人的化疗，增加药物的疗效。

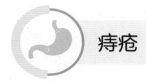

痔疮

"俗话说十男九痔，但有痔疮的女性也不少"，这是一个痔疮成药的广告旁白，可见痔疮患者之多。

在讨论痔疮治疗之前，有一个很重要的前提：痔疮是所有人解剖结构中都会有的正常组织，只有少部分人的痔疮会变大或伴随其他症状而影响日常生活，才需要接受治疗。

痔疮组织位于肛门管和肛门周围区域内，主要分布在肛门左侧、右前侧和右后侧的位置，由血管、结缔组织和少量肌肉组成。大致上，我们可以依位置将痔疮分为两个主要的类型：内痔和外痔。

内痔被直肠黏膜延伸构成的内衬覆盖，对触感、疼痛、拉扯或温度不敏感；外痔被非常敏感的皮肤所覆盖。因此这两种类型痔疮的症状稍有不同，治疗方法也不太一样。

目前认为，痔疮是由诸多原因共同造成的，比如排便不规律（便秘或腹泻）、缺乏运动、低膳食纤维饮食、腹部内压过高（如长期劳累、腹水、腹腔内肿块或怀孕、慢性或长期咳嗽）、遗传、痔静脉中无瓣膜、年龄增长等。其他与痔疮有关的风险还有肥胖、久坐和骨盆底功能障碍等。

而在妊娠期，胎儿对腹部的压力以及激素的变化会导致痔疮血管充血；分娩也会导致腹部内压增加。怀孕期间，痔疮症状虽然会加重，但通常在分娩后消失，所以孕妇极少需要进行手术治疗痔疮。

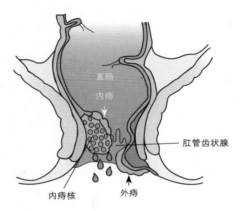

直肠
内痔
肛管齿状腺
内痔核
外痔

内痔和外痔发生部位

症状

虽然有些人的痔疮会发展成我们所知的痔疮症状，但其实只有少部分患者需要治疗。患者感受到的症状，可能是由内痔或外痔引起，或是由两者共同造成，而且痔疮的大小有时与患者自觉的症状不一定成正比，这都需要实际检视患者的状况后才能判别。

即使患者在诊间抱怨他们的痔疮造成了种种的肛门症状，也需要经验丰富的大肠直肠外科医生仔细记录和检查，以做出正确的诊断。尤其有些患者将长期以来不能归因于痔疮的疾病当作是痔疮投诉。许多人也错误地将肛门直肠周围出血都当成痔疮出血，如肛门癌和结肠直肠癌，这是需要借由专业医生的专业判断才能排除。

1. 内痔

无痛性的排便后出血或肛门组织脱垂通常是由有症状的内痔所造成。当擦拭或排便时，经常可以感觉到肛门外侧有膨出物，这是肛门内的内痔脱出所导致。初期，这种组织尚可自发性地缩回到内部，或者可以被患者从外部向内推回。症状常常缓慢进展，并且是间歇性的。

为便于记录与治疗，我们根据脱垂的程度将内痔分级为：

第一级：无脱垂。

第二级：脱出后可自行缩回。

第三级：脱出后必须由患者推回。

第四级：无法推回（或是勉强推回会造成很大的痛苦）。

内痔造成的出血通常是明亮的红色，即像刚流出来的血液。流血的结果，可能是在擦拭的卫生纸上发现血渍，或是滴入马桶呈红色，或者沾在粪便本体上呈一条红线。出血并非全然由粪便经过的摩擦所造成，有时是便后内痔膨出加以反复擦拭受伤导致。此外，不是所有内痔的患者均有明显的出血，脱垂也可能会是主要或唯一的症状。脱出的内痔组织可能对肛门周围产生刺激和导致瘙痒。患者可能会抱怨肛门口湿黏不适，便后清理困难，或者有一种排便时"粪便被卡在肛门"的感觉。基本上，没有明显内痔症状的患者不需要根据其外观进行治疗。

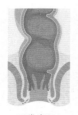 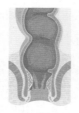 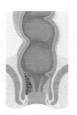 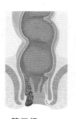 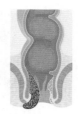

正常直肠　　第一级：　　第二级：　　第三级：　　第四级：

无脱垂　　脱出后可　　脱出后必须　　无法推回

　　自行缩回　　由患者推回

内痔分级

2. 外痔

有症状的外痔，通常是指在肛门外面能触摸到的蓝黑色肿块，大多是突然间发生，并且产生之前可能出现不寻常的用力排便。覆盖在肛门外部的皮肤牢固地附着在下面的组织上，但突然间的过度用力可能会造成微血管破裂而出血，形成的血栓会撑开这个紧密区域，组织中的压力会迅速上升，因而引起疼痛。疼痛通常是持续的，甚至可能严重到影响排便。偶尔，血栓形成后造成的外痔压力升高，导致上覆皮肤的破裂，原本凝固的血液开始渗出，产生类似出血的症状。发作期过后，患者也可能抱怨间歇性肿胀和不适，这也与血栓发作后肛门口结构改变有关。

3. 肛门皮肤赘生物

此类患者通常会抱怨在肛门外侧触摸到无痛感的软组织突出物。这些赘生物可能是以前的外痔发作后所遗留下来的。当外痔发作时，皮下堆积的血块会让上面覆盖的皮肤延展，破坏皮肤固有的弹性，因此血块被身体吸收后皮肤仍保持伸展，多余的皮肤就会产生皱褶或赘生物。大多数时候，患者的皮肤赘生物并不会有明显的症状，但是偶尔会造成困扰，这些赘生物会影响排便后的肛门清洁，再加上有些人不喜欢它们的外观。因此虽然这些赘生物通常不需要手术治疗，但若产生症状造成困扰时，可考虑手术切除。

痔疮产生症状的原因

发生症状性痔疮的主要原因与腹部内的压力增加相关，过大的腹压传递到肛门区域，因而造成症状。会造成腹压增加的因素包括：便秘、腹泻、怀孕和慢性咳嗽。随着时间的进展，这些因素都有可能导致内痔的脱垂或外痔的血栓形成。

检查

初步检查通常由大肠直肠外科（某些医院简称直肠外科）医生在有专属设备的诊间进行。首先，要仔细进行病史询问，了解关于患者的症状以及个人和家庭病史，并作仔细记录。接下来做检查，通常在检视肛门的外部后，会进行指诊，将手指穿过肛门放入直肠，以及通过肛门放置肛门镜，以便目视检查痔疮组织。若怀疑是直肠或更深部结肠的问题，则会进一步安排乙状结肠镜或大肠镜的侵入性检查；因为镜检需作肠道准备，清空肠内的粪便，通常无法在同一次就诊即进行，需另行安排时间。偶尔，还需要抽血或安排影像学的检查，以排除其他可能的疾病。

许多肛门直肠的问题，例如肛裂、肛周脓肿、结肠直肠癌和瘙痒症，都有类似的症状并可能被错误地归为痔疮。其他导致肛门肿块的情况尚有：尖锐湿疣、直肠脱垂、息肉。

1. 非外科手术方式治疗内痔

有各式各样的方式可用于治疗有症状的内痔，治疗方式的选择取决于患者痔疮的分级和症状的严重程度。通常，遵守下面详细描述的饮食及生活方式的调整将有助于缓解症状。但是，如果这些方法并未让症状有显著改善，或者一开始症状就很严重，就需与医生讨论更进一步的外科手术治疗方案来减轻症状。

无论是否需要手术，饮食和生活方式的改变都是治疗的基础。主要的调整包括增加膳食纤维的摄入、多喝水及适度运动。这一切都有助于帮助肠道蠕动，改善排便。粪便含水量太少会造成粪便过硬，增加排便难度，造成痔疮充血肿胀；而含水量多会形成腹泻，反而让肛门过度使用，也会加重痔疮症状。因此，目标是要避免便秘和腹泻，达到粪便松软且体积大、易清洁。这种粪便几乎是防止各种肛门问题的最好状态。

排便习惯的调整也很重要，有便意就去排便，不要有意拖延；排便时避免用力过度，或是坐在马桶上太久，避免让肛门长时间处于出力充血的状态，否则会让痔疮恶化。为减少腹压，应避免抬重物，超重的患者应减肥。

如果不改善饮食及生活习惯，即使手术切除内痔后也有可能复发。日常建议的膳食纤维摄取量是每天 20 ~ 35 克，这需要吃大量的水果和蔬菜。若摄取不足，可在医生建议下每天服用一到两次膳食纤维补充剂。这些补充剂有粉末、咀嚼片和胶囊的形式，有助于排便状况的改善。足够的液体（最好是水）补充也很重要，一般成人的建议量是每日2～3升。含咖啡因和酒精的饮料会造成脱水，因此不宜过度饮用。

2. 门诊可执行的内痔治疗方式

在诊间最常见的治疗方案是橡皮筋结扎和硬化剂注射治疗。这些治疗方案仅用于内痔，不适用于外痔。

（1）橡皮筋结扎：橡皮筋结扎可用于第一、二、三级的内痔治疗。当医生进行肛门镜检查时，可以通过肛门镜放置器械，夹住多余的内部痔疮组织，并在其底部放置橡皮筋束紧，以切断痔疮的血液供应，让束住的痔疮组织缺血坏死，并在1周前后坏死脱落，此时可能会有少量出血。如果患者正在服用抗凝血药物，如阿司匹林

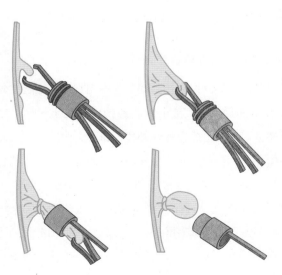

内痔橡皮筋结扎示意图

（Aspirin）或波立维（Plavix），为避免延迟性出血的并发症，或许不能实施此方案。若症状较严重，医生可能会每次使用 1～3 个橡皮筋，分几次治疗才能缓解症状。橡皮筋束紧造成持续 1～3 天的疼痛，可服用一般止痛药缓解。橡皮筋结扎完成后，也必须进行饮食和生活习惯的调整，若症状已控制即不需要进一步治疗。如果症状复发，可以考虑重复做橡皮筋结扎。但是若橡皮筋结扎后未有明显改善，外科手术切除内痔是可以考虑的选项。橡皮筋结扎的并发症不常见，可能的并发症包括出血、疼痛和感染等。

（2）硬化剂注射：硬化剂注射疗法是另一种适用于第一级和第二级内痔的简易治疗。它是将药物注射到痔疮中，通过减少痔疮组织中存在的血管而致其结痂和挛缩。硬化疗法同样快速，无痛或轻微疼痛，并发症少，但可能需要几个疗程才能缓解症状。服用抗凝血药物的患者是否也能采用这种治疗方法，需要与医生讨论。

3. 门诊可执行的外痔治疗方式

这是借由注射局部麻醉药后切除外痔组织。与血栓性外痔相关的疼痛通常在发病后 48～72 小时达到顶点，在 4～5 天之后大部分会自行缓解。疼痛是治疗血栓性外痔的目标，因此治疗方式将取决于发病过程中疼痛的程度。如果最痛的时候已经过去，症状正在明显改善，碰触外痔而不会感到明显不适，则使用保守性措施（温水坐浴、痔疮药膏和止痛药）。如果正处在症状最严重的痛苦中，可以做局部麻醉的外科手术。在局部麻醉后，切开皮肤并取出血栓，可减轻肿痛的症状。但是患者可能日后尚需要接受完整的痔疮切除手术，以避免复发。

4. 痔疮的手术治疗

在所有具有痔疮症状的患者中，只有不到十分之一的患者需要手术治疗。对非手术治疗有效果者，不需要外科手术。如果患者出现较大的外痔，或合并内外痔，或是内痔达到第三或第四级的脱垂，则可考虑施行外科手术切除痔疮组织。痔疮切除术对于缓解症状非常有效，且不易复发。然而，它也比前述的治疗导致更多的痛苦和不便，并且有更多的可能并发症。

临床上有各种不同的技术和手法切除痔疮来完成痔疮切除术，不同的外科医生通常都有各自偏好的方法。基本上，手术的目的就是切除多余的痔疮组织以改善脱垂。痔疮切除手术是在手术室进行，麻醉方式可以选择在全身麻醉（完全睡眠）、半身麻醉（类似于分娩期间的硬膜外注射）或静脉放松药物与局部麻醉注射并用。

这十几年来出现了一种新的选择，称为"痔疮环状切除手术"，这种方法可以减轻术后疼痛的程度及缩短恢复时间。这是采用一种圆形的切开缝合装置，将位于痔疮上游的一些组织切除，将脱垂的痔疮组织上提后固定，让痔疮返回其正常位置。环状切除手术与传统痔疮切除术进行比较的研究已经发现它同样安全，且完全康复的时间相对较短，但长期复发率似乎高于传统切除术，且这种手术对于治疗大型外痔则无效。痔疮疾病的所有手术程序都有自己的风险和益处，所以手术前患者务必与外科医生进行完整的讨论再作选择。

痔疮手术后的注意事项

痔疮手术后的疼痛是无可避免的，虽然有各式药物可以使用，但仍可能需要 2～4 周才能恢复全部活动。手术后头两天可能会并发解尿困难，若发生则需要做导尿管留置。每天 2～3 次坐浴，在温水中每次浸泡 10～15 分钟会有效改善肿胀感。

另外手术后要避免久坐，以及避免刺激性饮食。多摄取膳食纤维含量高的食物，例如：深绿色蔬菜、水果，也需多摄取水分。

痔疮手术后的排便是很重要的。大部分医生建议手术后 48 小时内要排便。所以术后会有处方药物帮助排便。排便后必须温水坐浴或是淋浴，避免用卫生纸直接擦拭肛门。肛门出血的状况会在术后 1～2 周停止，若有突然的大量出血，需立刻返回医院做紧急处置。

基本上痔疮切除手术是安全的，只要能忍受前一两个星期，肛门的不适症状会大幅改善。

坐浴

坐浴对接受过会阴或直肠手术的患者，或痔疮疼痛、会阴发炎的患者都有帮助。痔疮患者手术后进行坐浴护理，也就是说让伤口泡在温水里。目的在于改善循环，缓解水肿和发炎，促进伤口内的渗液凝固，促进肌肉放松，帮助伤口清创，并增加舒适度，必要时可投予药用溶液。准备浸泡或澡盆时，须记得加热的溶液会直接与患者的皮肤接触，最好保持溶液的温度恒定，以增加湿热的治疗效果。

坐浴之前需先评估患者的伤口渗液是否有感染征象（发炎和发红，特别注意伤口缝线处），也评估伤口和周围皮肤的状况。针对较为虚弱、年纪较大且有心脏疾病的患者，在坐浴的整个过程中监测其生命征象是必要的，如血压及脉搏，坐浴过程中要注意患者的反应。

肛门瘘管及肛周脓肿

肛周脓肿指的是在肛门或直肠附近，因为感染而造成脓液蓄积。肛门瘘管则是从肛门的内口延伸到肛门附近皮肤的外口间的小隧道。肛门瘘管通常由以前或目前的肛周脓肿引起，至少50％的脓肿将来会演变成肛门瘘管。然而，肛门瘘管也能在从未发生过肛周脓肿的情况下产生。

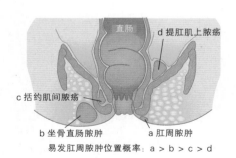

易发肛周脓肿位置概率：a > b > c > d

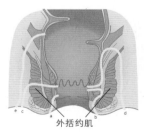

a.b. 一般肛门瘘管
c.d.e. 穿越外括约肌之高位肛门瘘管

肛门瘘管走向示意图

病因

肛门内侧齿状线分布了一些小腺体，如果肛门腺体堵塞，就会导致感染，感染严重时会进一步形成脓肿。细菌、粪便或异物可能堵塞肛门腺体并导致脓肿形成。克罗恩病、癌症、创伤和辐射都会增加感染和肛门瘘管形成的风险。有些肛裂患者伤口长久未愈，也有可能因伤口感染而形成肛周脓肿，甚至形成肛门瘘管。

症状

患有肛周脓肿的患者，其肛门附近会出现疼痛、发红或肿胀等不适，部分患者在排便时会感到症状加剧。其他常见的症状包括细菌感染导致的发热和畏寒。症状更严重的话，甚至影响排尿功能。若脓肿破裂会有不明分泌物，且症状立即减轻。肛门瘘管患者也有类似的症状，并且可以在肛门附近发现开口，不时会有分泌物流出。如果这些症状反复出现，且每隔几周或数月就会在同一位置发作，就要怀疑是瘘管。

诊断

大多数肛周脓肿或肛门瘘管的诊断及治疗，都是在询问病史后，检视病患及进行理学检查即可。但非专业的医生有可能无法对症状轻微的患者做出正确诊断。瘘管的患者大都曾有过肛周脓肿发作的病史，若是发作时接受过外科引流，通常引流处会反复破裂并有分泌物，长久无法完全愈合，有此情形即可确诊为肛门瘘管。

对此类患者作肛门指诊时，接触到患侧时会察觉显著红肿热痛；在肛门镜下，有些病患可见到内孔有分泌物。

若是较深部的脓疡，可借助超声波或计算机断层扫描或核磁共振等影像学检查，并且有助于判断瘘管的走向。

治疗

治疗脓肿的主要原则是手术引流。对于大多数患者，可以通过简单的手术以排出蓄脓，消除症状。手术方法是将脓肿上方的皮肤切开。这可以在诊间用局部麻醉或在手术室施行全身或半身麻醉后完成。若是严重的患者可能需要多次手术才能完全引流。由于糖尿病或免疫力问题而导致更严重感染的患者应追加施打抗生素，并可能需要接受住院治疗。

肛门瘘管也是以手术治疗为主。患者的瘘管如果不是太深，则进行瘘管切开术。手术中，瘘管将被完全打开以允许从下到上的愈合。手术可能需要切开一小部分的括约肌，尽量不做大量的括约肌切开，因为这可能导致部分患者出现粪便失禁的问题。如果瘘管走向确实涉及大部分括约肌，就需要进行更复杂的手术来治疗瘘管，以避免损害括约肌。因此，困难的病例往往需要多次手术。

单独使用抗生素来治疗脓肿或瘘管无效，但是若感染严重有败血症之虑，手术过后仍需要加上抗生素治疗；若患者合并免疫力低下、心脏瓣膜疾病或广泛的蜂窝织炎，也可能需要抗生素。

预后

治疗肛门瘘管及肛周脓肿的困难之处，在于有可能会复发。尽管治疗得当，分泌物减少后伤口愈合，脓肿或瘘管仍可能再度发生。原来手术之处若再度发现脓肿，这表示或许瘘管有复发，需要治疗。如果瘘管被再度诊断，可能需要额外的手术来治疗这个问题。

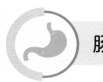 # 肠阻塞

肠阻塞有几个原因，如肠内长肿瘤或是肠外的肿瘤生长对肠道产生压迫，或是以前做过手术，肠子粘连。至于没做过手术就有肠粘连，这个概率很小，一般还是做过手术的人才会出现这个现象，或是肠子太长发生扭转等。

还有，比如肠子发过炎，就算没有做过手术，利用抗生素治愈，肠子也可能就在发炎的部分粘住，但概率不大。最主要的还是手术后的肠粘连，是否会粘到肠子阻塞，就看个人的体质了。

现在医疗科技很发达，比如利用腹腔镜做手术，手术中肠子就不会被拨来拨去，肠子粘连的概率就会下降；再者，手术后可以注入玻尿酸预防粘连。

腹腔镜手术可以大幅降低肠粘连的概率。一般肠粘连造成的阻塞可经由放置鼻胃管减压改善，若保守治疗无效或反复发作，只能再次做手术解开。现在首次手术已经可以防止日后肠粘连了，这对患者来说也是一大福音。

人工肛门其实很好用

人工肛门的正规名称为肠造口，一般人误解是肛门挖掉，做个代替的肛门，这是错误的观念。

如果是肠子因医疗需要，比如肿瘤、发炎或穿孔，不得不切除，通常医生将病灶处的肠段切除后，会同时将肠子两端接起来，如果正好吻合，就不会做人工肛门。

那什么时候要做人工肛门？

人工肛门以目的来分类，分为永久性的和暂时性的。

举例来说，如果肿瘤的位置很低，外科医生把它切除，再将大肠往下拉，勉强接合，初期肠吻合处还没完全愈合，无法承受成形粪便通过，可能会把衔接的地方撑破，所以在这种情形下，医生会在前端做一个暂时的人工肛门，先让粪便出来，不会经过接好的地方，以确保肠吻合处不会发生泄漏，三个月过后再行检查，会检查吻合处是不是长好了。如果长好了，医生再把暂时造口关回去，粪便即可以经正常路径自原本的肛门排出。

还有另外一种暂时性的人工肛门，与肠阻塞有关。如肿瘤大到粪便都过不去，上面的肠子都胀起来，这时作手术切除后无法直接吻合，因为肿瘤阻塞处以上的肠子已胀到受伤，如果直接吻合，容易产生泄漏及愈合不佳的并发症。这时候医生会在前面做一个暂时性的人工肛门，先让大便出来减压，肠子会慢慢缩小，之后再做第二次手术。

不过现在有个新式做法，就是放支架，经由大肠镜将支架放进去，再将它撑开，让粪便通过，这样的话，等肠子消胀之后，再作根治性手术切除及肠吻合，就不用做造口了。

若是肿瘤长在直肠，这个位置离肛门太近了，切掉肿瘤之后，另一端没有剩余足够的直肠可吻合，这种状况之下就会被迫做永久性人工肛门。

而永久性的人工肛门反而不用太担心，比如现在的终端大肠造口，我们可以训练患者每天固定一个时间把水灌进去，等一阵子，水

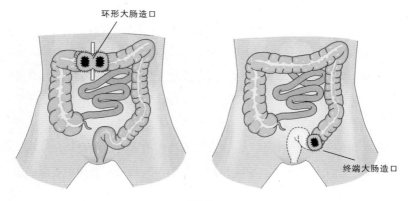

环形大肠造口

终端大肠造口

大肠造口

会把大便洗出来，这种自己在家里做就可以，待大便排泄干净后，平常并不太会有粪便从造口渗出，不需要贴袋子，只要覆盖纱布即可。

几乎所有的人一听到人工肛门，尤其是永久性的，都会排斥，它的确也会对生活造成些许不方便，但不会像人们想象的那么可怕。许多患者已与肠造口相处数十年，早已接受它是身体的一部分了。

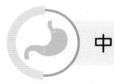# 中医整体观

中医所说的消化系统是以"脾胃"来论述全部的概念。而中医所谓的脾胃并不等于现代医学的"脾脏"与"胃",而是涵盖现代医学中的胃、小肠以及其他器官所提供的消化功能。

《黄帝内经》中对消化的论述如下:"饮入于胃,游溢精气,上输于脾。脾气散精,上归于肺,通调水道,下输膀胱。水精四布,五经并行。"这段话的意思是说,当我们吃下东西,食物进到肠胃的时候,这时可以想象胃如同炖锅般,正在生火煮东西,东西煮过之后,就会将它所萃取与转化出来的精微物质,运送到全身各处去吸收与利用。用现代的语言来说,就是食物在肠胃这里消化吸收之后,所获得的营养素被送到全身,以供人体生存。

中医认为,消化系统是人体后天健康的根本。如果肠胃不好的话,人体无法获得营养,就很容易生病,也就是古人说的:"脾胃一伤,百病由生。"我们做个比喻,先天有点像是定期存款,是在生下来的时候,父母帮你存好的本钱,而肠胃健康则关系到后天的活期存款,均衡完善的饮食,就是在替你的健康存下资金。年轻时,你可能会以为自己的健

康户头取之不尽、用之不竭，没有好好照顾肠胃的健康，老了才发现后天的健康存款不够用，就会动用到先天的本钱了。

要怎么增加后天的健康存款？最重要的就是有健康脾胃，而影响脾胃健康的因素有以下三个：一、"转化"功能完善，食物进到身体之后，如何让它变成我们所需要的精微物质；二、"运输"功能健全；三、当然就是"吸收"功能要好。

脾胃养生观

生活中如何去落实脾胃的养生？先掌握"进养""排泄"以及"调适"三个最基本的观念。大原则就是有进就要有出，以及对环境有良好的适应力。

1. 进养

进养的原则，就是全面均衡、规律适度、卫生无毒。我们先从全面均衡开始讲起。

《黄帝内经·素问·六节脏象论》中提道："天食人以五气，地食人以五味。"意思就是上天利用五气，大地利用五味在养人。

何谓五味？酸、苦、甘、辛、咸，而这五味都必须尝到，不可偏废。按照现代医学观点，就是各种营养素都要摄取。

除此之外，中医认为人体应该与自然配合，像一年有四季、一天有昼夜，要按照这个规律活动。什么季节会产出什么样的食物，人在哪个季节该进食什么样的食材，都是顺应时节的。例如夏天盛产的各种瓜类，就是要帮人体清暑。吃东西也要适度，不要暴饮暴食，或偏食，违反自然原则。

卫生无毒最简单的认知就是天然的最好，不要吃含有过多人工添加剂的食品，增加身体的负担。

2. 排泄

食物进到人体之后，一定会产生所谓的糟粕，而人体的三大废物代谢的途径包含：大便、小便与汗水。三者之间虽然排出的代谢物或有雷同，但重要性无法彼此取代。不管是排出固体的糟粕，还是液态的水液，排泄的原则就是，一定要规律、及时，并且从体内顺畅又充分地排出来。

3. 调适

人体不是一成不变的，健康的身体会随着外在环境的变化做出反应来适应。中医所提倡的是身体内在环境的稳定及规律，以及对外环境变化的调适。

当你吃到一些偏热性的食物，就要搭配一些较寒性的食物，反之亦然，维持在一个正道，避免偏废，"以平为期""守正辟邪"，这就是中医的基本观。

我们要有个观念：一个东西再好，适量就好，不要吃了它之后，其他营养就不顾了。同样，也没有一样东西是适合所有人的。身体所需的营养，最好还是从日常食物中摄取，如果真的是因生病而食欲不好或是消化有问题的人，经由医生诊断与建议后，再来额外补充营养素。

察言观色知脾胃

脾胃的运作在体内进行，肉眼看不出来，但外在也有一些简单的方式可以教你辨别脾胃的状况。

1. 脸色——面色萎黄脾胃虚弱

我们虽然是黄种人，但健康的黄还是透着一点红润。如果一个人的脸色不太好看，颜色蜡黄又没有光泽，这种人脾胃一定很弱，因为他都没办法吸收到营养。

2. 鼻子——鼻翼发红脾胃湿热

时常应酬喝酒或习惯烧烤、油炸、辛辣等重口味饮食的人，鼻头看起来就有点肿；还有的人鼻头红红的，特别油亮，毛孔粗大或常冒出肿硬的痤疮，可以说这些人的脾胃都很湿热。

3. 口唇——唇干口渴脾胃火

有些人说他喝了很多水，但嘴唇还是干干的且红红的，或是怎么喝水都无法解渴，这种人脾胃里的火很盛。另外，在中医看来，唇厚的人，消化吸收比较好，唇薄的比较差些。

4. 眼睛——眼泡浮肿湿气重

有些人的眼泡浮肿，在中医看来是体内湿气太重，有些女士会喜欢眼下有卧蚕，在中医看来其实不是好事。

脾胃调理

1. 脾胃气虚

中医认为肠胃就像是一个容器，食物进来之后，就要去煮它。正常的情况下，精微物质被萃取出来之后，糟粕要往下走，但如果这些功能停顿，残渣无法移动，患者就会"纳呆"，也就是先前吃的东西还在肚子里，而不想吃东西。还有"胃气上逆"，气往上跑的感觉，导致打嗝或是呕吐，这就是我们说的"胃失和降"。

建议药膳：四神汤、山药排骨汤。

2. 胃寒

前面的中医理论提到了，我们的脾胃就像火在煮东西，你长期吃冷的，身体就会受影响。这种"冷"指的不一定是冰激凌、冰水这种东西，几乎生的食物都是中医所谓的寒性食物。

大家所熟知的寒性食物，如番茄、白萝卜等，在烹调时可以通过食材的搭配，减少寒凉的性质，例如：煮白萝卜时加点姜，或是老一辈的人说要吃点麻油，都有它的道理。

胃寒常会伴有疼痛的症状，相较于"热痛"的肿胀感，"寒痛"的痛是隐隐作痛，热敷后感觉比较舒服。

建议药膳：白胡椒炖猪肚、肉桂山楂红糖水、丁香鸭。

3. 胃热

中医有一个特别的名词"消谷善饥"来说明胃热的症状，也就是指胃热盛时消化十分迅速，但却一直有饥饿的感觉。现代人很爱吃烧烤、油炸的食物，想象一下，如果一个人一直进食，一直消化，一直感到饥饿，表示肚子里"炉子"的火一直在烧，胃肠道的火往上蒸腾，进而影响到口腔，也就是我们熟知的火气大会引起牙龈肿痛。

建议药膳：西瓜白茅根饭、水梨、莲藕、甘蔗汁。

4. 脾湿

想象一下，一个锅里如果要煮东西，不能干烧，一定要放适量的水，若水太多积聚在体内，则炉火无法将这锅汤煮沸，便会造成消化不良。一般来讲，气虚造成水湿无法运化，或是生痰的东西吃多了，比如甜食吃太多就会有这种状况。

建议药膳：茯苓赤小豆薏米粥、红豆水、陈皮鲈鱼汤。

肠胃穴位保健

1. 足三里：足三里是最著名的肠胃保健穴位。不论是按摩还是艾灸，均有促进消化与肠胃蠕动的效果。不管是肠胃胀气、便秘或是手术麻醉后希望尽快排气，均可以多按摩足三里这个穴位。

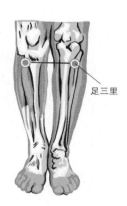

足三里

2. 五柱：中脘、巨阙、下脘及左、右梁门这五个穴位刚好位于胃部周围，一般常在这五个穴位上用灸疗来缓解胃寒疼痛，增加肠胃气机的舒畅，改善消化机能。

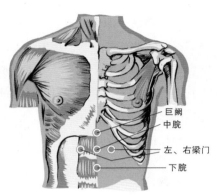

3. 内关：古书上记载"内关心胸胃"，针对上消化系统的不通，往往有良好的舒畅效果。除了胀气外，恶心、呕吐或打嗝，都可以通过按摩内关穴缓解。

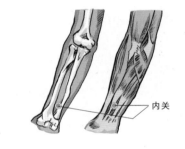

4. 合谷：大家熟知的合谷穴，在缓解疼痛上常有立竿见影的效果，不论是吃了寒冷的东西，还是紧张压力所引起的疼痛，都可以来试试按压合谷穴，但也别忘了要找出根

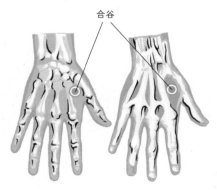

本的病因一起治疗。

5. 公孙: 公孙穴位在足弓, 常用在疏理肠胃气机上, 尤其针对脾湿型的消化不良, 效果尤佳。许多人常在用餐后散步促进消化, 从中医角度来看, 散步是可以刺激足弓的公孙穴以及小腿的足三里穴, 来加强消化。

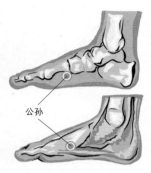

公孙

论肠道微生物

肠道微生物是近来肠胃科最热门也最神秘的议题之一。肠道内有上千菌种，每个人肠道内菌种的组成又不尽相同，对人体的影响会有多大？每个菌种都会互相影响，那单一菌种会影响健康吗，又或者要以团体战的方式来看？这些都还没有定论，未来仍有许多未解的谜题，所以说肠道微生物是 21 世纪的显学，真是一点都没错。

虽然我们认为细菌是寄生在我们身上的微生物，但若以细胞数计，人体所有细菌的细胞数比人类数量还多，若把人和细菌视为一个超级生物体，人的细胞仅占 10%，而人体的基因组成，人仅占 2.5 万个基因，却有 300 多万个微生物基因，所以肠道微生物可以说是人体后天获得的第二个基因组。

科学家发现，妈妈的生产方式和是否母乳喂养，会大幅影响婴儿的肠道微生物，顺产和母乳喂养的婴儿肠道微生物中存在较多的益生菌。幼儿时期，身体的免疫系统正在辨识不同的抗原，肠道微生物的多样性将可健全身体的免疫系统，否则可能造成未来的过敏、哮喘、特应性皮炎或是激发自身免疫性疾病。

除了免疫的功能外，肠道微生物还会影响微血管的生成、神经传导物质的合成，可以制造维生素，代谢我们吃进去的营养物质（例如代谢侧链或是环状的氨基酸等）并影响胆盐和药物的代谢，以及转化外来化合物质（如工业污染或食品添加物）为较低毒性或人体可接受的分子等。肠道微生物对于神经系统、精神、呼吸、心血管、肝胆肠胃、自身免疫、新陈代谢等疾病，甚至肿瘤，都有很大的影响。

当环境的改变（如慢性发炎或不健康的饮食）影响肠道菌群时，这些坏菌产生的致病因子可能由肠道受伤的黏膜进入人体，造成一到多个基因受到影响，进而产生疾病。实验还发现，当把这些患者的肠道微生物移植到其他健康的个体，也会产生同样的病，反之亦然。实验已经证实，将正常体型人的肠道菌群移植到肥胖的人身上，可以改善肥胖。经研究证实，和肠道菌群失衡有关的疾病，包括克罗恩病、溃疡性结肠炎、大肠激躁症、大肠直肠癌、过敏、糖尿病、伪膜性肠炎等。

因此出现了新的疗法"粪便移植"，经过国外多家医学中心研究证实，粪便移植对伪膜性肠炎有十分良好的效果，比传统的抗生素疗法更佳。学理上，粪便移植应该对许多疾病（如发炎性肠疾、大肠激躁症、糖尿病、脂肪肝、肥胖等）有效，但目前只有伪膜性肠炎已经确认它的疗效，其他的疾病仍在努力中。有趣的是，以溃疡性结肠炎来说，有些研究认为有效，有些则认为没有帮助，当科学家检视这些不同结果的实验时，发现如果粪便移植的来源是所谓"粪便银行"也就是健康捐赠者所提供的，而且进行多次、不同捐赠者的移植程序，似乎疗效会比较好；反之，来自单一捐赠者、移植次数较少的研究，失败的比率较高。虽然还没有完整的实验证实这件事情，但它似乎告诉我们肠内菌种的多样性，对于健康的帮助较大。

　　关于粪便移植，我们还有别的文章会讨论它，但在完整的、标准化的做法出来之前，益生菌还是我们补充肠内好菌的方法。对于益生菌，我们又该如何摄取呢？所谓益生菌，就是药厂将肠道内的好菌（一般是乳酸菌或比菲德氏菌），培养繁殖制成胶囊、粉剂或锭剂的产品。但临床上，常见到许多人将益生菌当胃药使用，肚子不舒服或便秘才吃，以至于效果平平。有了上述的介绍，我们可以知道：

1. 益生菌是活菌产品，所以保存很重要，不可以放在高温或阳光直晒的场所，有些产品甚至建议放冰箱。

2. 益生菌是活菌产品，所以也会怕胃酸。胃酸是人体杀菌的第一道屏障，大部分的细菌都会在胃部被胃酸杀死，能进入肠道的量很少，所以若厂商选用的菌种怕酸，就必须大量摄取，才有足够的疗效。所以空腹使用，胃酸量较少，也会有比较好的效果。

3. 益生菌也会被抗生素杀死，所以在抗生素治疗期间，可以暂停使用，但建议在疗程结束后摄取，以建立较好的肠道平衡。

4. 益生菌是生物，也会生长繁殖，所以若有好的环境，可以长得更好，例如在高膳食纤维的环境，以及给予寡糖等益生菌的养料。

5. 若摄取的益生菌不足，可能无法在肠道建立完整的菌群，所以建议定期服用，若当药吃，或有不舒服才吃，常常无法达到需要的菌数，效果就不好；但一次吃太多，就会破坏肠道的平衡，甚至可能会造成腹泻、腹痛等副作用，所以多食也无益。

6. 肠道菌种的多样性很重要，并没有哪种菌是最好的，若是定期服用一段时间仍无法达到满意的效果，可以试试别家的产品。

4 CHAPTER

破解肠道保健
9 大迷思

迷思 1：只吃益生菌就够了吗

肠道内存在的大量微生物能维持宿主的健康，但也具有促进疾病发展的潜力。肠道微生物与宿主间的相互作用一直是值得探讨的主题，因为它们可能影响多种疾病，如发炎性肠道疾病、溃疡性结肠炎、克罗恩病、过敏性疾病等。

益生菌是对宿主有益的微生物，大多数商业益生菌产品来自食品，特别是乳制品。有初步研究表明益生菌在几种胃肠道疾病中有潜在的效益，尤其是对发炎性肠道疾病。另外，对抗生素引起的腹泻、艰难梭菌引起的肠炎、感染性腹泻、肝性脑病、大肠激躁症及过敏等，益生菌也有其效益。虽然至今尚未完全了解益生菌有益人体的机理，但目前有四个益处被提出：

1. 可抑制致病菌在上皮细胞的附着或入侵。

2. 改善肠道障壁的完整性，降低肠道局部发炎。

3. 调节免疫系统。

4. 调节痛觉。

　　市面上益生菌产品众多，即便许多益生菌产品声称能预防或治疗许多胃肠道疾病及过敏性疾病，然而益生菌种类、剂量及生物活性等都不尽相同，很难将某一产品做出来的实验结果套用在其他产品上。况且许多含有乳酸菌的产品纷纷自称益生菌，导致消费者误以为所有乳酸菌都是益生菌，其实，只有经过严格的科学验证证实对人体健康有益处的乳酸菌才能称之为益生菌。再者许多研究都属小型且有方法的限制，甚至有相反的研究结果，因此其疗效与正规的医学治疗比较起来，较难有明确的结论，故不应以为只吃益生菌就可预防甚至治疗疾病，以免因此放弃正规的治疗而延误病情。

迷思 2：多吃蔬菜就够了吗

　　排便的三大元要素：水、膳食纤维、肠道蠕动。蔬菜含丰富的膳食纤维，可增加粪便体积，人体通过摄取充足水分，让大便柔软，再加上运动可促进肠道蠕动，粪便才能顺利排出。

　　人体排便机制是直肠累积到足够体积即会产生排便压力（直肠类似袋子，装满才会有压力解放），身体就会主动产生排便感觉，排便至一定程度，便意压力减少，排便感结束，人体自动觉得排便完成，但直肠仍会有宿便，若要通过多吃蔬菜来排宿便达到清肠效果是不可能的。只能缩短宿便停留在大肠的时间，减少有害物质吸收。

迷思 3：治疗便秘可以自己买塞剂或灌肠吗

甘油球灌肠能软化粪便还有润滑效果，塞剂也常被广泛使用，皆能刺激肠道蠕动，可应用于需要用力排便的老年人，或用于预防因多天未排便而造成的粪便阻塞。但临床效果仍有限，如果长期使用塞剂或甘油球灌肠，可能使肠道本身蠕动功能变差，并产生耐受性，也就是效果越来越差，剂量要越用越多才能刺激便意，并且会刺激肛门及肠道黏膜。另外，含有磷酸钠盐成分的灌肠剂或口服液不应自行使用，特别是老年人，应由医生评估，因为其可能会带来低血压、体液流失、电解质异常、肾衰竭或心电图异常等副作用。

若婴幼儿有很硬的粪便，可偶尔使用塞剂或以温水刺激肛门，或将肛门口的硬便挖除，但这些方法并不能经常使用，以免婴幼儿养成习惯性需要刺激肛门才能排便。而刺激性的缓泻剂，如口服番泻叶、含比沙可啶成分的泻药，使用矿物油及灌肠等方法，皆可能有潜在副作用，并不适合用在婴幼儿身上。

改善便秘应先改善生活状态，如摄取足够的水分、进行充足的运动、养成固定的排便习惯等，另外也要调整饮食，如多吃蔬菜、水果等富含膳食纤维的食物，建议成人每天摄取 20 ～ 25 克的膳食纤维，婴幼儿则为 5 克左右的膳食纤维，当这些方法无效时才考虑使用容积性或渗透压性缓泻剂，而刺激性的缓泻剂虽然很有效，但不建议长期使用，尤其在对老年人的安全性尚未确立时。灌肠及塞剂仅能间歇性使用，也不能长期或经常使用。然而，不论口服、灌肠或塞剂等改善便秘的药物，皆须经过医生诊断评估后才建议使用。

迷思 4：腹泻要吃吐司还是白粥

腹泻，可能是吃坏肚子、食物中毒、生病或使用一些药物造成的。

腹泻时肠蠕动快，必须让肠道休息，勿增加肠道消化负担，所以选择食物尽量以简单清淡为主。煎炒烹炸的食物会增加肠胃消化食物的负担，刺激肠道蠕动。所以发生腹泻时以吃白粥为佳。白粥是米加水煮熟的，无多余添加，好消化、易吸收。此时也勿用全谷杂粮类食物，如糙米、燕麦、地瓜等，这些都是高膳食纤维食物，会加强肠道蠕动，此时食用反而加重腹泻。吐司制作过程仍需加入发酵物，与白粥相比，白粥更为单纯。所以腹泻以白粥为佳，吐司其次。

迷思 5：正露丸不能常吃

正露丸主要成分为木馏油，来源为山毛榉或松树等原木，另含有阿仙粉、黄柏粉、甘草粉及陈皮粉等成分，台湾地区核可的适应证为腹泻、消化不良。有研究指出，当在大鼠身上使用大量的山毛榉木馏油后，96 周后发现有肿瘤生成的迹象，也可能对肝脏或皮肤产生副作用；另有研究指出，并未观察到木馏油致癌的现象，副作用也几乎没观察到，因此服用正露丸不用过于担心，既然已被核可，原则上都可安心使用。但无论是正露丸还是其他成药，都应依照说明书上指示服用，不应自行增加频率及剂量，任何药品只要过量皆有毒性产生，应小心使用。若需常使用成药缓解症状，其解决之道应是就医找出根本原因，而非一味使用成药增加身体的负担。

迷思 6：心脏支架很常见，可是您听过大肠支架吗

曾有患者因为害怕装人工肛门而延误大肠癌治疗，导致治疗时癌细胞已经转移至肝脏，虽然经过手术及肝肿瘤电烧，但仍回天乏术。其实，现在已经有大肠的金属支架，可以解决阻塞的问题，人工肛门已经不是唯一的治疗选择。

我们的消化系统大致可分为两个部分：食道、胃、小肠及大肠负责容纳及推进食物；肝、胆、胰脏则负责分泌或调控胆汁或各种消化酶来帮助消化。任何一个器官出现阻塞的情形，便影响整个消化系统的运作，造成营养不良或是免疫力下降，甚至发生出血或感染，传统的治疗方法大多为手术，但遇到不适合手术的患者，便束手无策，消化道支架的出现，正好可以改变这个情况。

🔍 金属支架

金属支架为记忆合金组成的支架系统，相对于塑胶支架，金属支

架的阻塞情形较少。金属支架大致又可分为两种：一种是单纯的金属支架，缺点是遇到恶性肿瘤增长时，可能经由支架的网格向内长，造成阻塞；另一种是金属支架内附上一层塑胶膜，称为覆膜支架，可以解决肿瘤向内长的情形，但可能因固定不足，容易造成支架的滑脱或移位。所以一般来说，良性的阻塞较常使用无包膜的支架，恶性肿瘤则较常使用有内膜的支架。

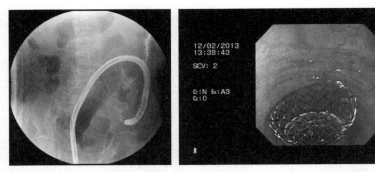

84 岁男性，因乙状结肠肿瘤阻塞，患者年老有冠心病且不愿意做手术，因此放置含内膜金属支架。

    乙状结肠阻塞处   含内膜金属支架

🔍 大肠支架

相对于十二指肠阻塞造成无法进食的困扰，大肠阻塞则引起排便的困难。对于大肠阻塞的患者来说，基本的排便功能一旦不能达成，不只是身体的痛苦，心理的打击也很大。过去的治疗方法包括手术的切除，无法切除就在阻塞的上方做肠造口，在肛门口放肛管，都是十分痛苦的治疗方法。所幸现在有金属支架可以改善这个问题。

　　大肠的阻塞常常是因为肿瘤或是慢性发炎（如克罗恩病或溃疡性结肠炎）。所以大肠支架可以视情形选择包膜或不包膜的支架。置放时经由大肠镜，将细径的导管穿过狭窄处，注射显影剂评估狭窄的长度，以决定使用金属支架的长度，之后再经由导管放置极细的导线（0.6～0.9厘米）穿过阻塞处，再将收妥的支架经由导线到定位处，然后展开固定。

　　过去对于左侧大肠肿瘤造成急性阻塞的患者，因为肠道肿胀及伤口肮脏，无法一次进行手术切除，必须先做紧急肠造口减压，待伤口较好再进行第二阶段的手术切除，但因为是紧急手术且伤口处

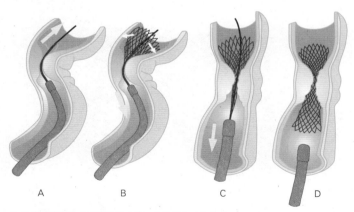

A. 注射显影剂定位及测量长度后，将导线穿过狭窄处。
B. 沿着导线将收好的支架穿过狭窄处。
C. 打开支架并调整位置。
D. 完全打开。

自动扩张性金属支架置放步骤示意图

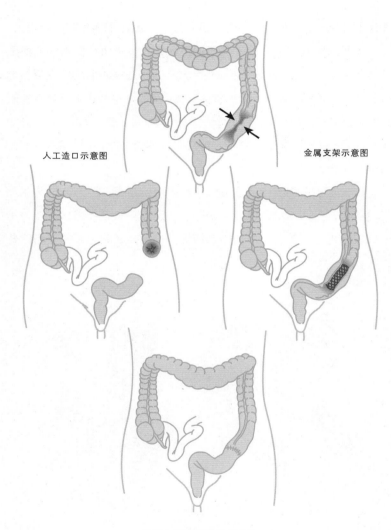

人工造口示意图

金属支架示意图

左侧大肠肿瘤的治疗方法

都是粪便，术后除了伤口照顾、疼痛，也有美观的问题。再者，病患可能因排便困难影响进食，营养不好也造成伤口愈合困难。有了金属支架，第一阶段的肠造口就可以用支架代替，不用照顾伤口，肚子没有伤口也不会痛。之后就可以在营养和准备都很充裕的情况下进行肿瘤的切除。

　　由于治疗技术的进步，虽然大部分的慢性发炎或是肿瘤都可以通过做手术、化学治疗、放射治疗或是口服抗发炎药物改善，有些不适合手术（如癌症末期或是体力不济）或是不可以做手术（如凝血异常）的患者，就可以选择大肠支架。

　　大肠支架虽然很完美，但也不是所有的患者都适用。首先，金属支架除了有横向撑开的力量，也有纵向拉直的特性，所以对于在转弯

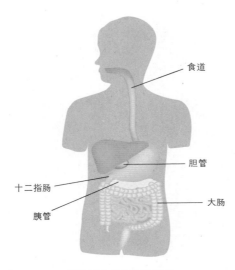

可放置金属支架的部分

处（如肝弯曲和脾弯曲）的病灶，就可能出现固定不良或肠穿孔的危险；对于乙状结肠处，也可能因为肠径较大，造成置放后滑脱。太靠近肛门口的病灶，支架可能把括约肌撑开，造成渗便以及随时有便意的不适。因此，需要医生的评估后再执行。

坜新医院自 2011 年起引进消化道金属支架系统，目前除了大肠支架外，食道、胃和十二指肠以及胆管、胰管都可以置放支架。令我们惊奇的是，有些癌症末期患者，因为营养和排便的改善，竟然活得比我们预期的更好。

迷思 7：粪便移植

对于使用抗生素后发生腹泻的情形，我们称之为伪膜性肠炎，过去，尤其在西方国家，这是个十分棘手的问题。所谓伪膜性肠炎，是指使用抗生素后，除了杀了想要对付的"坏菌"，无形中也把肠道内许多菌群摧毁，使人体内微妙的菌群平衡，一夕间就被破坏了，原本不被重视的小菌落——艰难梭菌，突然成了肠道内的老大，于是它大量繁殖，造成肠道内发炎和腹泻，甚至产生全身性的感染和败血症。

过去用口服的抗生素，例如治疗厌氧菌的甲硝唑或是治疗肠球菌的万古霉素，也有人试过用益生菌来改善，始终无法达到理想的效果。不过，人类肠道内有千千万万的菌，单单植入一种菌，似乎无法恢复肠道菌群平衡，因此一次植入一个完整菌落的想法便产生了，方法便是粪便移植。

还有什么方法比粪便更能提供完整的肠道生态系统？想法很简单，但是想到"吃大便"就没有人能接受了，所以问题在于，粪便的取得、筛选与处理以及植入人体的方法。

首先，粪便移植所用的大便是不能"消毒"的，这些细菌正是粪便移植成功的关键。所以提供者必须排除其他传染病和寄生虫感染，通常患者的亲人都很乐意提供检体，患者也比较愿意接受家属的捐赠。家人的检体，因为生活和饮食相近，所以肠道生态也和患者相近，但是相对地，家人的粪便中也可能有隐性——和患者共同的致病菌感染，以至于移植失败。有鉴于此，国外也出现了"粪便银行"，提供经筛检过、捐赠者所提供的粪便，人们也可以在自己健康时存入粪便，以便在受到感染时自体移植。

经研究，粪便移植对伪膜性肠炎的治疗效果，比现有的抗生素还好，也降低了抗药性，有些学者甚至建议将其当成伪膜性肠炎的第一治疗方案。关于肥胖、溃疡性结肠炎、克罗恩病、自身免疫性疾病及帕金森病等也有相关的研究，不过对于其结果还未取得共识。

植入人体的方法包括灌肠、经大肠镜喷洒、鼻胃管灌食以及做成胶囊服用等。最近也有研究推出自行使用的灌肠组，据说也有不错的效果。

迷思 8：令人尴尬的排气——"屁"

"腹部胀气、打嗝、放屁"，这些"气"到底是怎么出现的呢？它们与肠道的健康有关系吗？现代人因生活、工作压力大，常致情志失调、饮食失衡，因此易发生肠胃功能障碍、消化不良等肠胃不适症状，不时地出现胀气腹鸣、嗳气、排气等现象。

每个人都会制造气体。不仅如此，我们每天制造 0.5 ～ 2 升的气体，平均每人每天靠打嗝和放屁排气 14 次左右。

🔍 肠气的成分和来源

一般来说，肠气是二氧化碳、氧、氮、氢、甲烷和少量含硫化氢、氨气的混合物，前五种气体是无味的，约占肠气总量的 99%。我们之所以觉得肠气难闻，是因为肠气中还含有约 1% 的硫。大部分肠气来自口鼻吸入的空气，成分为氧和氮。另外还有来自被大肠细菌分解的未消化的碳水化合物所产生的气体，以及部分含有氢、氨及甲烷的食物，如牛肉、羊肉、猪肉、鸡肉、鱼、虾等，和肠道细菌发酵所产生的气体。

🔍 肠气的临床表现

大量的肠道气体会引发嗳气、胀气、腹痛和大量排气，或合并食欲不振、恶心、呕吐等症状。

说起嗳气，很多人可能不知道是什么，其实嗳气就是平时所说的打嗝，是常见的消化道疾病之一。嗳气是指经口吞入而尚未达近端小肠的空气，经由嗑嗝反蠕动，将它从口排出。嗳气常见于上消化道疾病，如消化性溃疡、胃炎、胃癌或合并幽门阻塞；胆囊病变、胰腺炎；系统性疾病，如尿毒症、糖尿病；肠道蠕动性疾病；甚至，心因性焦虑症，也常导致嗳气发生。

腹胀、腹痛则多由食物消化吸收不良，排空不好而造成，患者对"多气"的忍受度（阈值）差异性颇大，有些人耐受性高，有些人则无法忍受，而感觉十分难过。因此，气的多寡，并不是决定腹胀、腹痛的绝对因素。在临床试验中，将气引导进入胃及近端小肠，正常对照组并无明显症状，但焦虑性和肠蠕动功能性障碍患者，则明显出现因"多气"而腹胀、腹痛，由此可见腹胀、腹痛的成因，仍有待持续研究。虽然如此，但"不通则胀、不通则痛"仍然是肠胃学上的至理名言。

肠胃积气有很多原因，不全然是食物的问题，如鼻子过敏、便秘、乳糖不耐受症、饮食习惯不良等都容易造成胀气。另外，如患有肿瘤或大肠激躁症，克罗恩病或严重腹泻、糖尿病、甲状腺功能异常，甚至肾脏病、心脏病、肝硬化等并发腹水，患者也会有腹胀现象。

诊断

嗳气：常原发于上胃肠道疾病，因此需仔细地探寻病史，是否进食了产气性食物或饮料，并借助腹部超声波，了解肝、胆、胰是否病变，用内窥镜和X射线摄影检视上消化道，厘清疾病症结。

腹胀痛：继发于消化吸收不良和蠕动功能异常，故有赖于消化液检测，大便检验如潜血反应、寄生虫卵及细菌感染，小肠钡灌肠造影，大肠镜检或大肠钡灌肠造影等。

肠胃积气：此症状的产生，以摄入食物种类及细菌发酵作用为决定因素，诊断上需依赖前述的检验、X射线摄影和内窥镜。

治疗

1. 针对特定疾病如消化性溃疡、慢性胰腺炎、胆结石加以治疗。

2. 避免摄取高油脂、高糖类的食物，并忌暴饮暴食。

3. 少喝或尽量避免喝可乐、啤酒等碳酸性饮料，如要饮用不宜大口豪饮，改用吸管小口啜饮为佳。

4. 吃东西要细嚼慢咽，勿狼吞虎咽，少喝热烫的汤，吃饭少说话，以减少吞入过多空气。

5. 避免摄入易产气的食物，如乳制品、豆制品，少食膳食纤维含量高的食物，如洋葱、韭菜、马铃薯等。

6. 适当选用抑制肠蠕动的抗痉挛剂，有助于缓解腹胀所引发的绞痛。

7. 服用肠蠕动促进剂和纤维膨松剂，可改善排便和胀气。

8. 肠道益生菌制剂如乳酸酵母菌、比菲德氏菌，对于因长期使用抗生素而引起肠道细菌生态不平衡，所衍生的"多气"以及大肠憩室症，具有特定疗效。

9. 保持心情轻松愉快，切勿紧张焦虑。

迷思 9：排便习惯可以培养吗

排便行为是食物进到肠道后，由于容量和压力的增加，会在直肠产生想排便的冲动，经由脊椎传到大脑，若大脑没有阻止，肛门括约肌便会打开，将粪便排出。若刻意憋住不排便，这股冲动会退去，等下一次的便意冲动来临。然而当一次又一次压抑冲动，大脑排便的冲动就会越来越弱，导致越来越难排便，而粪便在肠道内存在的时间越长，水分被吸得越干，就更难被肠道推挤出来。所以培养排便习惯的第一步是不要憋，有便意就去排。

再来，我们就要依赖生理的一些方法来协助我们排便。我们提过身体有所谓的"口肠反射"，就是进食的时候，会反射性地刺激肠道蠕动，这个反射在早餐之后最强，所以早餐一定要吃，吃完再到厕所蹲一下，一天、二天、三天……慢慢就能培养排便的习惯。

对于习惯使用泻药或是浣肠剂的人，因肠道蠕动乏力，粪便推不出来，可以在马桶前放个脚凳，利用大腿的弯曲压迫肚子，帮助排便，或是以顺时针方向按摩肚子，也可以帮助肠道蠕动。

食物方面，膳食纤维可以帮助粪便成形、吸收水分及促进肠道蠕动，对于没有肠阻塞的患者应多摄取蔬菜、水果。水分也是避免粪便干硬的重要因素，要改善便秘一定要多喝水。咖啡可以促进蠕动，早上一杯黑咖啡也有促进排便的功效。

运动对于排便也是十分重要的因素，人有充足的活动，肠子才能动得好，这在卧床患者身上可以得到很好的印证。

最后，排便是一件轻松愉悦的事，千万不要匆匆忙忙，这样便意都消失了。早一点儿起床，享用美味的早餐后再排便，不要给自己压力，这样一定可以培养出好的排便习惯。

5

饮食计划

已经吃很多蔬果了，为什么还是会便秘

专家常说，膳食纤维有助于促进肠道蠕动，但仍常听周边朋友抱怨自己已经吃很多蔬果了，为何还会便秘？

阳光、水、空气是人类生存必需的三要素，而水、膳食纤维、运动，是改善便秘的三要素。膳食纤维分可溶性膳食纤维和不可溶性膳食纤维。可溶性膳食纤维在大肠中被大肠细菌分解成短链脂肪酸刺激排便，再加上不可溶性膳食纤维增加粪便体积，刺激肠道蠕动，进一步促进排便。

但膳食纤维为干涩物质，它需要通过水分滋润，才能使粪便变得柔软，有利于粪便排出。如果水分摄取不足，粪便干硬，便无法刺激肠道蠕动，反而造成粪便塞在肠道中，造成肠阻塞。

运动可提升新陈代谢，增加全身细胞活力及肌耐力，自然可促进肠道蠕动，再通过摄取足够的膳食纤维和水分，就不易便秘了。因此，水、膳食纤维、运动又被称为改善便秘的"黄金三角"。

可溶性膳食纤维

1. 含有可溶性膳食纤维的食物：燕麦、大麦等粮谷；柠檬、柑橘、苹果、菠萝、香蕉等水果；卷心菜、苜蓿、豌豆、蚕豆等蔬菜。

2. 可溶性膳食纤维功能：

   （1）帮助刺激肠道蠕动，有利于粪便排出，可预防便秘、直肠癌、痔疮等。

   （2）改善肠道菌群，预防肠癌。

   （3）协助体内胆固醇代谢，可预防动脉粥样硬化、冠心病等心血管疾病的发生。

不可溶性膳食纤维

1. 含有不可溶性膳食纤维的食物：韭菜、芹菜、空心菜、竹笋、红薯、莲藕、白萝卜、玉米、牛蒡等。

2. 不可溶性膳食纤维功能：

   （1）增加粪便体积，促进肠道蠕动，减少致癌物质与肠道接触时间，降低大肠癌发生概率。

   （2）饱腹感强热量低，对减重有很大的帮助。

每日膳食纤维建议摄取量

成人建议摄取量为每1000大卡摄取14克，换算之后每日建议摄取量为 20 ～ 30 克。两岁以上儿童建议摄取量为（实际年龄 +5）克，直到每日摄取 20 ～ 30 克。膳食纤维并不是我们所想的那样，摄取 100 克青菜就有 100 克膳食纤维。举例：大家都知道食用地瓜叶可帮助排便，地瓜叶膳食纤维含量很高，但你们知道吗？ 100 克生地瓜叶所含膳食纤维约 3 克，若要摄取达每日膳食纤维建议摄取量 20 ～ 30 克，就需吃 700 克地瓜叶。

此外，膳食纤维也不宜摄取过量，摄取过量膳食纤维会造成胀气、腹泻及影响维生素、矿物质吸收。因为摄取过量膳食纤维会增加饱腹感，造成胀气，进而导致有热量营养素（蛋白质、脂肪、碳水化合物）摄取不足，造成热量蛋白质摄取不足，导致营养不良。

每日水分建议摄取量

成人：体重（千克）× 25 ～ 30 毫升（一般）；若尿偏黄，体重（千克）×35 ～ 50 毫升（最常见夏天排汗多，水分摄取不足）。婴幼儿：体重（千克）×100 毫升（含婴幼儿所摄取母奶或配方奶水分）。

每日建议运动量

所谓有效运动是可以帮助肠道蠕动的运动，成人有效运动时间：每周至少 150 分钟（建议每日至少 20 分钟），且每次至少有 10 分钟是有强度的运动［说话会喘或心跳达到：（220- 年龄）×0.6 ～ 0.7］；婴幼儿：哭闹也是一种运动，注意不要造成缺氧发绀。

依居民饮食指南的建议摄取量，粗估膳食纤维每日摄取参考表

食物类别	建议摄取量
五谷杂粮类 （一般精致白饭／面类／面包的膳食纤维含量较少）	3 碗
蔬菜及豆类 （煮熟的蔬菜普通碗半碗至八分满为 1 份）	3 份
水果 （苹果一颗为 1 份）	3 份
膳食纤维合计	20 ～ 50 克

备注：

全谷杂粮类：一碗 4 ～ 8 克

蔬菜类：一份 2 ～ 3 克

水果：一份 2 ～ 3 克

常用食物膳食纤维分类表

	低膳食纤维 （＜2克）	中膳食纤维 （2～3克）	高膳食纤维 （＞3克）
全谷 杂粮类	白饭160克、拉面100克、油面90克、马铃薯100克、南瓜100克、白馒头75克、玉米粒70克、菠萝面包60克、白吐司50克、全麦吐司50克	糙米饭160克、甘薯110克、芋头110克、莲藕100克、绿豆20克、红豆20克、燕麦片20克	皇帝豆65克、豌豆仁45克、花豆20克、薏仁20克
豆类	嫩豆腐140克、豆腐80克、素火腿50克、豆皮30克	毛豆50克、豆豉35克	豆浆260毫升、黄豆20克、黑豆20克
蔬菜类 （100克）	小白菜、丝瓜、澎湖丝瓜、绿豆芽、绿芦笋、韭菜黄、芹菜、番茄、甘蓝、洋葱、冬瓜、苦瓜	空心菜、花椰菜、菜豆、苜蓿芽、胡萝卜、竹笋、金针菇、鲜草菇、青江菜、韭菜花	黄豆芽、鲜香菇、牛蒡、甘薯叶、黄秋葵、红凤菜
水果类（1 份购买量）	西瓜365克、小玉西瓜320克、哈密瓜225克、芒果225克、凤梨205克、荔枝185克、杨桃180克、莲雾180克、葡萄130克、加州李110克、香蕉95克、樱桃85克、释迦105克、榴莲35克、红枣30克	圣女果175克、水蜜桃150克、猕猴桃125克、黑枣30克	海梨柑190克、柳橙170克、西洋梨165克、泰国番石榴160克、土番石榴155克
坚果及种子 类（1份购 买量）	开心果17克、腰果11克、花生10克、杏仁果9克	瓜子40克、葵花子26克	花生粉13克

为何说人体 70%免疫力来自肠道呢

谈到肠道保健，医学之父希波克拉底说："你的食物就是你的药方，你的药方就是你的食物。"吃得正确，活得健康。大家都知道人体70%免疫力来自肠道，肠道功能健全，营养素吸收好，身体生理功能正常运作，自然而然就不易生病（不会跟着疾病而流行）。

人体的消化道器官由口腔延至肛门，人类摄取的食物首先经由口腔的牙齿将食物切碎、研磨、消化、分解成人体所需的六大营养素（碳水化合物、蛋白质、脂肪、维生素、矿物质及水），肠道功能健全就能吸收我们所摄取的营养素供全身细胞运作，我们就来了解一下六大营养素的功能：

1.   碳水化合物（提供能量4大卡／克）：大脑所需营养（葡萄糖）及生存所需热量来源，帮助脂肪代谢及协助蛋白质合成人体所需肌肉、激素、抗体等。

2.   蛋白质（提供能量4大卡／克）：帮助生长发育及组织合成（如伤口愈合）、合成人体的激素、抗体及调节生理机能正常运作等。

3. 脂肪（提供能量 9 大卡 / 克）：帮助皮肤细胞生长及脂溶性维生素吸收，还可作为保护器官的缓冲层等。

4. 矿物质（不具热量）：帮助骨骼生长（钙、磷）、血红素的形成（铁）及帮助生理代谢（碘合成甲状腺素的原料、锌可帮助伤口愈合）等。

5. 维生素（不具热量）：生理代谢所需的辅酶，例如，维生素 C 帮助铁吸收、维生素 D 帮助钙吸收等。

6. 水：人体 60% ～ 70% 由水组成，水为全身物质媒介，将营养运送到全身细胞使用，也可运送废物到器官排泄，帮助肠道通畅、减少废物吸收等。

由此可知，这六大营养素是组成身体所需的营养素，均靠肠道消化、吸收及运送至全身，所以肠道健康，身体才会健康。

六大类食物你吃对了吗？

六大营养素到底身在何处？它们分别储存在六大类食物中（全谷杂粮类、豆鱼蛋肉类、乳品类、蔬菜类、油脂与坚果种子类、水果类），呼应俗语"六六大顺"！

要均衡摄取六大营养素，就需挑选新鲜六大类食物。

1. 全谷杂粮类（主要含碳水化合物）：谷类尽量以粗糙（十谷米、胚芽米、麦片等）为主；马铃薯、地瓜等根茎类，须注意为无发芽状态（发芽地瓜营养素已减少，而发芽马铃薯有龙葵素会导致食物中毒）；谷类或面条类应注意生产日期及保存期限。

2. 豆鱼蛋肉类（主要含蛋白质及脂肪）：

   （1）豆腐类制品以非基因改良为主，豆腐类本身为淡黄色，注意色泽勿过度死白，此种可能添加漂白剂，反而影响肠道健康。

   （2）鱼类：肉质有弹性，鳃淡红或暗红、鱼鳞不易脱落，无特殊腥味（鱼肉若未保存良好，刺鼻氨味重）。

   （3）蛋类：表面粗糙无光泽，振摇无声音，光线照射会透光等。

   （4）鸡、鸭及猪禽畜类：肉质有弹性，无特殊颜色，尽量以未加工制品为主（加工肉制品，如香肠、腊肉、培根等含致癌物——亚硝酸盐，尽量少选）或选择优良冷冻食品（注意保存期限）。尽量少选加工蛋类，如咸蛋、皮蛋等。

3. 乳品类（主要含蛋白质、碳水化合物、脂肪）：分鲜奶、优酪乳、保久乳及奶粉等，须注意生产日期、原产地、保质日期。

4. 油脂与坚果种子类（富含饱和脂肪酸、多不饱和脂肪酸、单不饱和脂肪酸及矿物质）：烹调用油可分动物油（猪油、鸡油、动物奶油）、植物油（葵花籽油、橄榄油、芥子油、植物奶油等）及坚果类油，动物油含较多饱和脂肪酸及胆固醇，与心血管疾病发生概率成正相关，建议少选。购买时注意包装完整无损，标示说明名称、重量、原料名称、食品添加物、制造厂商名称、地址、有效期限、生产日期、贮存条件、原产地等，勿买来路不明的散装油（可能含农药、重金属、化学物质等杂质）。

5. 水果类（主要含碳水化合物、维生素及矿物质）：选择当季水果为主，所含营养素最丰富（不会因保存过久而流失）；外观形态完整，颜色正常、有光泽、饱满，无腐烂等现象。

6. 蔬菜类（主要含膳食纤维、维生素及矿物质）：选择当季蔬菜为主，叶子有光泽、饱满，无枯萎或腐烂等现象，或有机认证蔬菜。

注意：蔬果分季节性生长是受当季照射日光及蔬果生理时钟的影响，当季蔬果所含营养素也最丰富。科技虽进步，利用机器控制冰箱温度及湿度将蔬果保存外观良好，但维生素及矿物质仍会因保存时间长而慢慢流失。

油脂选择新"煮"张

烹调用哪种油脂比较好，一直用一种油好吗？

油脂可分动物油及植物油，动物油与植物油的最大差异在于饱和脂肪酸、不饱和脂肪酸和胆固醇含量多寡。动物油含有高饱和脂肪酸，胆固醇含量较高；植物油含有较多的不饱和脂肪酸，基本不含胆固醇。以脂肪酸的稳定度而言，饱和脂肪酸更稳定，不容易被氧化；不饱和脂肪酸，特别是多不饱和脂肪酸不稳定，烹调温度越高、加热越久越容易发生过氧化反应而产生自由基带来氧化伤害。所以，如果是需要高温油炸的菜肴，建议选择性质较稳定的动物食用油，一般烹调建议选择胆固醇较低的植物食用油。

高温烹调油炸食物，吃鸡排配珍珠奶茶好吗？

烹调不管选哪种油脂，只要高温油炸久了就易致癌。油脂只要达到一定的温度就会开始产生反式脂肪酸，所以高温烹调会产生许多反式脂肪酸（人体无法处理反式脂肪酸只能任其堆积体内），许多研究发现反式脂肪酸会降低好的胆固醇（高密度脂蛋白，HDL），提升坏的胆固醇（低密度脂蛋白，LDL），造成动脉阻塞，增加心血管疾病、脑卒中发生概率且与大肠癌、糖尿病的发生有关。

世界卫生组织建议，反式脂肪酸的摄取量每天应低于总热量的1%（以1800卡为例：每日可摄取的反式脂肪酸为2克）。油脂在高温油炸下除产生反式脂肪酸外，时间越久越会发生氧化、水解、裂解、聚合等作用，改变油的物理和化学性质，造成油的品质发生改变，一般作为油炸食品原料多为裹粉食物，如常吃的鸡排、盐酥鸡等，以及高淀粉低蛋白食物，如薯片、薯条、可乐果等。只要加温至120℃以上，即会产生致癌物质"丙烯酰胺"，再加上珍珠奶茶所含果糖浆本身就是致癌物，若喝珍珠奶茶同时配鸡排或盐酥鸡或薯条或薯片等，肠道致癌风险倍增。

哪些食物含反式脂肪酸？

反式脂肪酸广泛存在于日常食物中：酥油、油炸食品、薯片、薯条、炸鸡、甜甜圈、中西酥式糕点面包、速食汉堡及高脂烘烤食品（饼干、水果派、酥皮点心）。加工食品中，成分表上标示的氢化植物

一般常用油脂所含饱和脂肪酸、单不饱和脂肪酸、多不饱和
脂肪酸及胆固醇比例

油脂种类	胆固醇（毫克/100 克）	饱和脂肪酸（FA）	单不饱和脂肪酸（MuFA）	多不饱和脂肪酸（PuFA）
苦茶油	0	10.0%	82.0%	7.0%
芥花油	0	10.3%	50.5%	38.9%
红花籽油	0	10.5%	15.7%	73.0%
葡萄籽油	0	11.1%	19.0%	69.4%
葵花籽油	0	11.5%	22.1%	66.2%
烤酥油	0	14.3%	23.4%	62.1%
橄榄油	0	15.7%	74.1%	10.1%
大豆油	0	15.8%	23.9%	59.8%
黑芝麻油	0	16.3%	39.5%	44.2%
花生油	0	20.7%	40.9%	38.1%
鸡油	70	31.4%	46.7%	20.9%
棕榈油	0	35.1%	49.6%	15.1%
猪油	102	38.2%	44.3%	15.9%
牛油	121	42.9%	51.4%	23.0%
植物奶油	0	56.4%	35.6%	7.8%
椰子油	0	73.2%	7.9%	17.0%

不同烹调方式适合何种油品

烹调方式	种类	耐炸程度	主要用途
高温煎煮油炸	动物油（猪油、鸡油、牛油）	★★★★★	适合油炸，吃多不健康
	棕榈油	★★★★	
烘焙	酥油	★★★★	制作烘焙点心，不宜油炸，吃多不健康
低温拌炒、凉拌	橄榄油、苦茶油、芥花油	★★	单不饱和脂肪酸含量较高，适合凉拌或低温拌炒
	大豆油	★★	低温烹调，不适合油炸

油、人造奶油等都含有反式脂肪酸。

肠道保健除了摄取新鲜食物、选择适当烹调用油、尽量不吃加工食品外，还要多运动。台湾地区癌症基金会公布的"大肠息肉问题与生活习惯调查"发现，长息肉者中九成以上都是超时工作上班族（每周大于 40 小时），如：行销企划、工程师、医护人员、公务员及营建人员五大职业人员，息肉日后转变成大肠癌的概率高，而这五大职业人员常因工作时间长、疲累，缺少运动，而肠蠕动不佳，容易便秘。提醒上班族作息要规律及养成运动习惯，每周至少运动 150 分钟（可平均分次），帮助肠道蠕动，以维持肠道菌群平衡及生长。

除维持良好饮食及运动习惯外，切记常保持好心情。心情佳，消化就佳，体内营养素吸收就佳，身体自然就健康。